RAPPORT CONFIDENTIEL

SUR LE

MAGNÉTISME ANIMAL.

IMPRIMERIE DE Mme DE LACOMBE,
12, RUE D'ENGHIEN.

RAPPORT CONFIDENTIEL

SUR LE

MAGNÉTISME ANIMAL

ET

SUR LA CONDUITE RÉCENTE

DE

L'Académie royale de Médecine

ADRESSÉ A LA CONGRÉGATION DE L'INDEX,

Et traduit de l'italien du R. P. SCOBARDI.

PAR CH. B., D.-M.-P.

« Il faut en finir avec le Magnétisme. »
(M. ROUX, *Séance de l'Acad. roy. de Méd., du 24 janvier 1837.*)

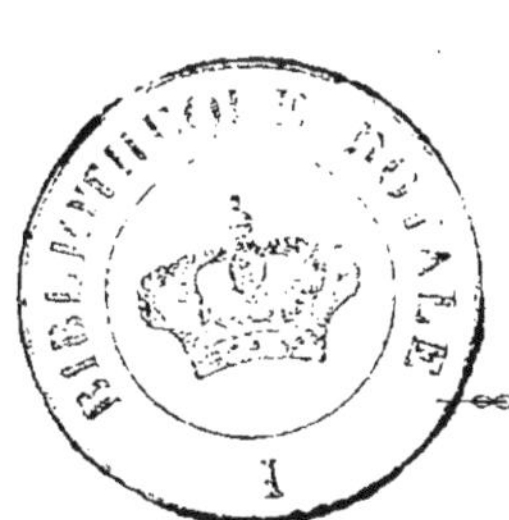

PARIS,

DENTU, PALAIS-ROYAL, GALERIE D'ORLÉANS, 13;
GERMER BAILLIÈRE, RUE DE L'ÉCOLE-DE-MÉDECINE, 17

1839.

PRÉFACE DU TRADUCTEUR.

Tout le monde sait qu'en 1825 le docteur Foissac ayant proposé à l'Académie royale de Médecine de soumettre le Magnétisme à un nouvel examen, M. Renauldin, l'un des membres de cette illustre compagnie, assura gravement : « Que le Magnétisme était *une bêtise* morte et enterrée depuis long-temps, et que ce n'était pas à l'Académie à l'exhumer. »

Légalement parlant, notre honoré confrère avait raison. Le Magnétisme a été condamné d'abord, puis jugé l'an de grâce 1784, par des savants, des médecins et un ministre à qui Dieu fasse paix; mais il est notoire que, depuis cette époque, loin de se regarder comme *mort* et d'agir en conséquence, en d'autres termes de ne point agir, ledit Magnétisme n'a cessé de se propager d'une manière déplorable en France, en Allemagne, en Prusse, etc., etc., et ce, dit-on, à la plus grande satisfaction des malades, et au grand désappointement des médecins qui ne peuvent s'habituer à ces sortes de résurrections.

Ce n'est pas tout : par suite de la proposition Foissac, une commission nombreuse et composée des sommités académiques est venue proclamer dans le sein du premier corps médical de l'Europe, le 28 juin 1831 : « Que le Magnétisme et tous ses phénomènes étaient *réels*, *utiles*, etc., et qu'on devait encourager les recherches sur cette branche *très curieuse* de psychologie et d'histoire naturelle (1). »

En fallait-il davantage pour faire compren-

---

(1) *Rapport sur les Expériences magnétiques* faites par la commission de l'Académie royale de Médecine. (*MM. Bourdois de la Mothe*, président; *Fouquier, Guéneau de Mussy, Guersent, Itard, J.-J. Leroux, Marc, Thillaye*, — *Husson*, rapporteur. In-4°. 81 p. Paris, 1831.

dre à cette noble partie de l'Académie qui n'a jamais transigé avec les principes de l'Ecole, et que le charlatanisme trouvera toujours devant lui comme une barrière insurmontable, pour lui faire comprendre, disons-nous, l'urgence d'*enterrer* de nouveau ce Magnétisme opiniâtre, et, avec lui, des phénomènes qui sont destinés, selon M. Castel, « *à détruire la moitié de nos connaissances physiologiques?*....... » Assurément, non. C'est aussi ce qui a été fait avec un soin tout particulier à l'occasion des expériences de somnambulisme de M. Berna. Il ne nous appartient point de louer nos doctes confrères, mais nous pouvons certifier du moins que la commission Roux n'a rien négligé de ce qui devait assurer le succès de son entreprise et perpétuer les bonnes traditions.

Cependant, malgré le zèle, l'impartialité, l'exactitude, les lumières et la haute raison qui éclatent dans l'histoire *académique* de l'honorable rapporteur, M. Dubois (d'Amiens) (1),

---

(1) *Rapport sur le Magnétisme animal* fait à l'Académie royale de Médecine, par une commission composée de MM. *Bouillaud*, *H. Cloquet*, *Caventou*, *Cornac*, *Emery*, *Oudet*, *Pelletier*, *Roux*, et *Dubois* (d'Amiens), rapporteur.

il arrive aujourd'hui une chose fort étrange : le Magnétisme, semblable au polype qu'un fer imprudent mutile, s'est encore plus répandu que jamais. On le rencontre dans tous les salons de la capitale et dans toutes les villes de la France ; il est connu maintenant et pratiqué dans tout le nord de l'Europe ; on l'étudie en Belgique, en Hollande ; les Etats-Unis l'ont accueilli à bras ouverts ; et, tout récemment enfin, il vient de prendre racine en Angleterre ; de sorte que, si l'on procède à une troisième inhumation (toujours définitive), il ne faudrait pas s'étonner, d'après les règles de l'analogie, de voir cette fois *la bêtise* de M. Renauldin surgir en Espagne ou peut-être même aller s'établir audacieusement dans les Etats-Romains (1).

(1) Nous n'ignorons pas qu'en 1834 et pendant le choléra, un jeune médecin espagnol a magnétisé plusieurs de ses malades à Sarragosse, et qu'il n'en a perdu qu'un seul ; mais d'abord nous n'avons pas vu ce fait, et nous pouvons le nier ; puis, lors même que nous serions forcés de le croire, c'est un fait *isolé*, donc cela ne prouve rien.

Quelque chose de beaucoup plus sérieux s'est passé à Paris, le 28 février de cette année, c'est une *Thèse sur le Magnétisme*, soutenue par un médecin espagnol, M. Saura. Nous

C'est pour éviter un aussi grand malheur que nous publions la traduction du RAPPORT CONFIDENTIEL ADRESSÉ A LA CONGRÉGATION DE L'INDEX, après les expériences de M. Berna et le jugement solennel de l'Académie. Cet ouvrage du R. P. Scobardi (l'une des lumières de

---

nous garderons bien d'en parler, parce qu'elle est irrévérencieuse, forte de raisonnement et dédiée au doyen de l'Ecole, M. Orfila; M. Orfila! partisan avoué de la nouvelle doctrine, et l'un des témoins signataires des expériences de Mlle Pigeaire.

Quant aux tentatives de magnétisme faites à Bologne, en 1832, à l'hôpital Della-Vita, par MM. Casini, Visconti, médecins, et M. Mazzacorati, pharmacien, elles ont été sans résultat. Dès que S. E. l'archevêque Oppizoni entendit parler d'une cataleptique naturelle qui s'avisait de présenter dans ses accès tous les phénomènes inhérens à cet état : cessation des mouvements volontaires, abolition des sens extérieurs, insensibilité complète, transport des sens à l'épigastre, à la paume des mains, à la plante des pieds, vision à distance, connaissances anatomiques, etc., etc., *il fit mettre la malade au secret le plus rigoureux.* Un seul médecin, M. Cini, eut la permission de lui donner des soins; et il lui fut expressément défendu de communiquer de vive voix, ni par écrit, aucune des observations qu'il pourrait faire pendant ce traitement. Voilà de la logique gouvernementale! Avec une manière de procéder semblable, on n'a rien à redouter des *envahissements du charlatanisme.*

l'Ordre), décide la question sans espoir de retour. Nous l'avons communiqué à ceux de nos amis que le sujet intéresse : *MM. Virey*, *Double*, *Récamier*, *Bally*, *Nacquard*, *Magendie*, *Gasc*, *Larrey*, *Boisseau*, *Dubois* (d'Amiens), *Roux*, *Bouillaud*, *Rochoux*, *Castel*, *Cornac*, *Emery*, *Moreau*, *Gerdy*, *Velpeau*, etc. Tous ont trouvé qu'au mérite de l'à-propos (1), le RAPPORT CONFIDENTIEL réunissait l'intérêt qui s'attache aujourd'hui aux révélations historiques ; tous ont également approuvé la clarté du récit, le choix des preuves, la fidélité des citations ; et

(1) Depuis le rapport de M. Dubois (d'Amiens), qui devait *réenterrer* le Magnétisme, on a publié une foule d'ouvrages sur ce sujet : l'*Opinion* de M. Husson, sur le Rapport de M. Dubois ; — le *Révélateur*, journal du Magnétisme, à Bordeaux ; — *Examen* et Réfutation du Rapport fait par M. Dubois, etc., par M. Berna, D.-M. ; — *Expériences* sur le Magnétisme, par J.-B.-E. Defer, D.-M., à Metz ; — Le *Loup et l'Agneau*, etc., par S. Eymard, D.-M., à Grenoble ; — *Observation curieuse de Névropathie*, etc., par M. Despine père, D.-M., à Aix, en Savoie ; — *Lettres* sur le Magnétisme et le Somnambulisme, etc., par M. Frapart, D.-M. ; — *Cours de Magnétisme*, par M. Ricard ; le *Magnétophile*, journal de Magnétisme, à Bruxelles. — *Essai* sur le Magnétisme animal. Thèse soutenu par H. Long, D.-M.. etc. ; et l'on annonce un nouveau journal magnétique à Toulouse, intitulé : *Le Véridique*, par M. Ricard.

tous enfin nous ont assuré que cette traduction était un véritable service rendu à la cause médicale ainsi qu'à celle de MM. les Académiciens passés, présents, et à venir.

Après de tels suffrages, il ne nous serait plus permis d'hésiter, lors même que notre parti ne serait pas arrêté d'avance à l'égard de ces esprits rétifs que rien ne persuade, de ces gens qui veulent absolument faire de l'opposition à tout prix, et qui accuseraient les intentions secrètes d'un écrivain, plutôt que de ne pas l'immoler à leur idole chérie, la médisance. Qu'ils se satisfassent donc, et sur le fonds, et sur la forme. Nous les prévenons seulement que le travail de R. P. Scobardi vivra plus long-temps que leurs critiques; et, fort de notre conscience, de la dignité de notre état et de l'approbation des professeurs les plus distingués, nous ne cesserons de répéter aux partisans du Magnétisme, qu'ils ont le plus grand tort de s'en rapporter aux témoignages de leurs sens :

1° Parce qu'il est démontré que ceux-ci nous trompent sans cesse;

2° Parce qu'on n'est jamais sûr d'avoir bien vu;

3° Et surtout parce qu'une foule d'expériences irrécusables prouvent qu'il n'y a de certitude réelle que dans les lumières et dans l'autorité des corps savants.

CH. B***, D.-M. P.

AVIS AU LECTEUR.

Cet ouvrage renferme quelques notes additionnelles que le lecteur est prié de ne pas confondre avec celles du R. P. Scobardi. Elle sont invariablement suivies de ces trois mots : *Note de l'Editeur*.

Au Conseil Suprême

DE

LA TRÈS SAINTE

CONGRÉGATION DE L'INDEX.

HONNEUR, RESPECT,
OBÉISSANCE.

Le Rapport que nous présentons humblement au Conseil a pour objet *le Magnétisme animal* et la conduite récente des médecins français, notamment celle d'un nommé Dubois (d'Amiens), déjà connu de ses supérieurs par quelques services et son dévouement sincère à la sainte Congrégation; mais la plupart de nos Directeurs ayant perdu cette affaire de vue depuis longues années, ou ne la connaissant que par ce qu'ils en ont oui raconter quelquefois, et le Conseil voulant prendre à ce sujet une décision définitive, nous avons cru devoir tracer un aperçu rapide *et confidentiel* de la discussion qui règne depuis 1774, entre Mesmer, ses disciples, et l'Association toute providentielle des fils de Jésus. Néanmoins, ayant toujours présent à l'esprit que le temps de nos supérieurs est d'un prix au-dessus de toute estimation, nous n'entrons que dans les détails rigoureusement nécessaires pour faire connaître les points les plus importants de cette affaire désagréable, les difficultés qu'il a fallu surmonter, les services que vient de nous rendre l'Académie royale de Médecine de Paris, et le genre de récompenses dont serait passible le rapporteur de la commission BERNA.

En 1774, il se trouvait à Vienne (Autriche), un médecin *obscur* que ses idées bizarres, systématiques, avaient écarté de bonne heure des voies ordinaires de la science. Ainsi, croyant que parmi les opinions vulgaires de tous les temps il peut se trouver quelque chose de réel et d'utile, le sieur MESMER commença par examiner quelle pouvait être l'influence des planètes sur le corps humain. (Voy. *de Planetarum influxû*, 1766.) Plus tard, voyant que les maladies s'aggravent et se guérissent seules, ou malgré les modes de traitement les plus opposés, il en tira cette conclusion qu'il existait dans la nature un principe conservateur qui opérait en nous ce qu'on attribue vaguement à l'art des médecins ; enfin, c'est en cherchant ce principe qu'il fut conduit :

1° A essayer dans un cas assez grave d'affection

nerveuse, l'effet des pièces aimantées dont le père Hell (1) faisait tant d'usage à cette époque ;

2° A reconnaître le rôle extraordinaire que pouvait remplir la volonté de celui qui faisait l'application de ces pièces et les modifications salutaires et surprenantes qu'on opérait sur les malades.

Cette observation, l'une des plus belles qui aient jamais été faites, dit un savant français (M. Deleuze), eut lieu le 29 juillet 1774. Peu de jours après, Mesmer raconta au père Hell les succès qu'il avait obtenus, le soulagement de mademoiselle OEsterline, sa malade, l'espoir qu'il avait de la guérir, etc., mais sans lui confier, hélas ! la découverte importante à laquelle étaient dus ces résultats ; de sorte que notre illustre confrère, abusé par cette réserve cauteleuse, et toujours zélé pour les intérêts de la Compagnie, se hâta d'annoncer à l'Europe savante « qu'il avait trouvé le moyen de guérir les maux de nerfs les » plus graves, par des pièces aimantées dont la » vertu *dépendait de telle ou telle forme*, etc. » Mais quoiqu'il eut charitablement ajouté « qu'il avait » tout confié à Mesmer et qu'il se servait de lui » pour traiter ses malades, » le médicastre, furieux de se voir réduit à l'emploi de simple frater, quand il prétendait aux honneurs de l'invention, publia, le 5 janvier 1775, sa *Lettre à un*

(1) Jésuite et professeur d'astronomie à Vienne.

Médecin étranger, dans laquelle, racontant tout ce qui s'était passé, il annonce l'existence du Magnétisme animal *essentiellement différent* de l'aimant....... A dater de ce jour, la guerre fut déclarée.

S'il n'eût été question que d'établir la priorité de la découverte, l'imprudent novateur n'aurait pas eu huit jours de vie scientifique; mais *les faits* sont de nature tellement réfractaire, et ceux qu'on voyait chez lui étaient si étonnants (1) que nous ne pouvions les démentir chaque fois avec le même succès. La position devenait critique; l'honneur du corps était compromis. Le Conseil s'assembla ; il fallait soutenir le père Hell, *quand même* ; nous décidâmes à l'unanimité qu'on poursuivrait Mesmer à outrance, et que le Magnétisme serait proscrit......., puisqu'on n'avait pu s'en emparer (2).

Conformément aux instructions qui nous furent adressées, nous nous empressâmes d'utiliser les dispositions bienveillantes avec lesquelles tout savant accueille la nouveauté qui peut agir désagréablement sur sa fortune ou sa réputation. Grâces à nos démarches, lorsque Mesmer solli-

---

(1) Voy. *Mémoire sur la Découverte du Magnétisme animal*, par A. Mesmer. 1779, p. 22 et suiv.

(2) Il nous semble que cet exemple n'est pas le seul que l'on trouve dans l'histoire des RR. PP.

(*Note de l'Editeur.*)

cita l'examen du magnétisme, M. le Président de la Faculté (de Stoërck) l'invita fort sérieusement à ne pas *compromettre* le corps médical par une innovation de ce genre. Le physicien INGENHOUZE, et l'anatomiste BARTH, témoins de tous les phénomènes en litige, se joignirent à nous avec une grâce toute particulière, et s'empressèrent de démentir ce qu'ils avaient vu, de leurs yeux vu, ce qui s'appelle *vu* (1). Ce n'est pas tout : il fallait donner une leçon à ceux qui, doutant de l'excellence de nos pharmacopées, s'aviseraient de chercher des moyens curatifs plus simples, plus faciles, et surtout moins dispendieux. Un moyen d'arriver à ce but s'offrit bientôt, et il fut saisi avec autant d'empressement que d'habileté. Le voici en peu de mots :

Les plus savants médecins de Vienne, y compris M. le baron de Wenzel, avaient traité, sans le moindre succès, pendant quatorze ans, mademoiselle Paradis, complètement aveugle par suite d'une goutte sereine accompagnée de convulsions dans les yeux, etc. ; rien n'était mieux constaté que son état lorsque Mesmer l'entreprit, calma les convulsions et lui rendit la vue. Dans les premiers moments de sa surprise et de sa reconnaissance, le père de la malade s'empressa de faire insérer dans les journaux la relation de cette

---

(1) Voy. *Mémoire sur la Découverte du Magnétisme animal*, p. 22 et suiv. ; *id.* 44.

cure, invitant tous les médecins de Vienne à s'en assurer par eux-mêmes. Le nombre des curieux fut considérable; et cette affaire eût pu nous mener loin si nous n'avions été prévenus par les dissidents que mademoiselle Paradis entrait seulement en convalescence; que l'éducation visuelle exigeait les plus grandes précautions; et que, si l'on parvenait à interrompre le traitement, il s'ensuivrait probablement une rechute, ce qui ferait rentrer le Magnétisme dans la classe des agents *fallacieux, infidèles*, *immoraux*, etc. Nos amis connaissaient le caractère de M. Paradis; ils lui firent entendre qu'il avait commis une grande imprudence en confiant sa fille à un butor d'empirique assez maladroit pour la guérir, au risque de lui faire *perdre la pension* que S. M. lui avait accordée à raison de ses infirmités... Ce brave homme comprit parfaitement la métaphore, et se hâta de mettre fin au traitement qui pouvait amener un résultat si fâcheux. Il reprit sa fille chez lui (1), et, profitant des

(1) Mlle Paradis avait été mise en pension chez Mesmer, afin de recevoir plus aisément tous les soins qui lui étaient nécessaires. Ne comprenant rien à l'empressement avec lequel son père la réclamait, et craignant de compromettre le succès de ce traitement, Mesmer se refusa d'abord à la lui rendre avant que la guérison fut achevée. M. et Mme Paradis, désespérés d'une obstination qui pouvait leur être si préjudiciable, remplirent Vienne de leurs doléances et de leurs clameurs; puis, excités par *leurs conseils*, et la crainte de perdre une partie de leur

avis qui lui avaient été donnés, il la força de simuler devant ceux qui venaient la visiter, la cécité et les convulsions dont elle était délivrée. Comme les intentions de M. Paradis étaient des plus louables, la Providence vint à son secours; la nature abandonnée à ses propres forces ne pût lutter long-temps contre le principe enraciné de la maladie; bref, mademoiselle Paradis redevint peu à peu aussi aveugle qu'elle l'eût jamais été (1).

---

revenu, ils finirent par aller chez Mesmer, si bien disposés, que l'un voulût lui passer son épée au travers du corps; et l'autre jeta sa fille suppliante la tête contre la muraille, afin de lui prouver que, si la reconnaissance est une vertu, les jeunes personnes ne doivent en user qu'avec beaucoup de circonspection. Cette leçon de haute morale eut d'abord le plus heureux succès : la maladie revint avec tous ses accidents, et la contusion en amena de si graves que, pendant quelques jours, nous eûmes l'espoir d'être débarrassés de ce témoin importun. Cependant, au bout d'un mois, et toujours à l'aide du Magnétisme, Mlle Paradis fut en état de rentrer au giron paternel.

(1) Quelques années plus tard (1784), on fit venir à Paris Mlle Paradis pour jouer du clavecin au concert spirituel. Elle y parut, Dieu merci! absolument aveugle, à la plus grande confusion de Mesmer et de tous ses adhérents. Ceux-ci ne manquèrent pas de dire que si on eût laissé à ce médecin le temps d'achever cette belle œuvre, l'État aurait un sujet utile *de plus*, et la caisse de S. M. une pension *de moins* à payer, etc. On pense bien que nous n'avons pas répondu à de pareilles sornettes. De

Cette aventure et quelques autres de même espèce donnèrent à Mesmer la mesure de ce qu'il avait à attendre de nous. Voyant que ses efforts étaient inutiles, et que tout le monde l'abandonnait, il prit le parti de voyager, mais il laissa dans sa maison deux demoiselles qu'il avait guéries de maladies très graves pour servir de preuves vivantes de la réalité de sa découverte. Vaines précautions ! Quelques mois après son départ, les ex-incurables délogèrent *par ordre supérieur*.

Mesmer arriva à Paris au commencement de 1778, *fort bien recommandé*. Il s'efforça de convaincre plusieurs membres de l'Académie des Sciences, de l'existence du Magnétisme, par des expériences répétées chez eux, mais l'Académie ne lui accorda pas la moindre attention. Il en fut à peu près de même à la Société royale de Médecine qui venait de s'établir; en sorte qu'au mois de septembre de la même année, celui qui avait démontré dans l'homme l'existence des facultés les plus utiles et les plus extraordinaires, était « abandonné, fui, dénigré, honni par tout ce » qui tient au monde savant. » (*Précis historique*

---

quoi s'agissait-il, en effet? N'était-ce pas de prouver que Mesmer était un imposteur, le Magnétisme une chimère, et surtout qu'on ne se brouillait pas impunément avec nous?... Pouvait-on mettre en parallèle de ces résultats une aveugle de plus ou de moins, et quelques misérables sacs d'écus?...

des Faits relatifs au Magnétisme, p. 72.) Ainsi soit-il de tous les esprits orgueilleux qui voudront se soustraire au joug salutaire de la *foi*, et garder pour eux seuls une gloire périssable dont nous saurions faire un bien meilleur usage.

Les extrêmes se touchent, dit-on; à cette même époque, Mesmer fit la connaissance d'UN M. d'Eslon, premier médecin du comte d'Artois et lui prouva si bien l'importance du Magnétisme que celui-ci voulut absolument présenter à la Faculté un Mémoire sur cet objet, et demander des expériences comparatives dans les hôpitaux. Les premières démarches n'ayant pas réussi, M. d'Eslon pensa qu'il fallait préparer doucement l'opinion en commençant par convertir quelques confrères des moins récalcitrants. Il fit choix de MM. BERTRAND, MALLOET et SOLLIER DE LA ROMINAIS. Les dignes gens!... Sept mois d'expériences sur des paralytiques, des aveugles, des scrophuleux, etc., etc., ne purent leur faire dire un mot en faveur de la vérité. Ce n'était point qu'ils niassent la réalité des guérisons, bien au contraire! ils se contentaient seulement de demander *la preuve* que la nature eût été aidée par le Magnétisme. Or, comme à cette époque il n'existait pas encore de moyen direct de voir opérer la nature dans l'intérieur du corps des malades, on sent que Mesmer était dans l'impossibilité de les convertir.

Tout en se conduisant de la sorte, cependant, ces messieurs protestaient de leur zèle et de leur bonne volonté. C'est la règle! Quand ils eurent épuisé leur provision de moyens dilatoires, ils demandèrent des effets *instantanés*, et se gardèrent bien d'amener des sujets, ainsi qu'ils l'avaient promis, afin de pouvoir rejeter le témoignage de ceux qui leur seraient présentés. Six personnes furent successivement magnétisées par Mesmer, et toutes éprouvèrent des effets plus ou moins remarquables; mais rien ne pût faire dévier *nos bons docteurs* de la ligne qu'ils s'étaient tracée. — Les mémoires du temps assurent que Mesmer se consola en se rappelant les paroles célèbre du Psalmiste : *Oculos habent et non videbunt.* — Ce fut après leur retraite que M. d'Eslon publia ses *Observations sur le Magnétisme* (in-12, 181 p., Paris, 1780), et qu'il présenta les vingt-sept propositions de Mesmer à la Faculté. Le même jour (18 septembre 1780), après avoir écouté complaisamment un discours diffamatoire de M. Roussel de Vauzesmes contre Mesmer, d'Eslon et le Magnétisme ; après avoir *hué* M. d'Eslon pendant qu'il expliquait les motifs de sa conduite avec une décence, une modération et une force de logique des plus remarquables, la très salubre Faculté rendit le décret suivant :

1° Injonction à M. d'Eslon d'être plus circonspect à l'avenir;

2° Suspension pendant un an de voix délibérative dans les assemblées de la Faculté;

3° Radiation à l'expiration de l'année du tableau des médecins de la Faculté, s'il n'avait, à cette époque, désavoué ses observations sur le Magnétisme animal ;

4° Les propositions de M. Mesmer rejetées (1).

Il ne s'agissait, comme on voit, que de donner à nos savants les premières impulsions pour les faire agir selon que nous pouvions le désirer. Tout autre que Mesmer eût abandonné la partie, mais les Allemands sont opiniâtres. Celui-ci semblait se raidir contre les obstacles; il multiplia tellement les preuves, que le public, naturellement ami du merveilleux, finit par lui accorder beaucoup trop d'attention. Le savant THOURET prit alors un détour ingénieux. Sous la forme modeste du *doute* (2), il démontra que le Magnétisme était une vieille chimère dont une foule d'auteurs s'étaient occupés. Cependant, comme il était entouré de tous les témoins de ses effets singuliers, il jugea prudent de ne pas jouer l'incrédule; il assura seulement que les phénomènes observés chez

---

(1) Il ne faut pas oublier que MM. Bertrand, Malloët et Sollier de la Rominais étaient présents à cette séance mémorable, et qu'ils se gardèrent bien de dire un seul mot en faveur de leur confrère. On verra plus tard que la même chose s'est renouvelée à l'Académie royale de Médecine, en 1838, à propos des expériences de Mlle Pigeaire.

(*Note de l'Editeur.*)

(2) *Recherches et Doutes sur le Magnétisme animal*, par M. Thouret. In-12. 251 pag. Paris, 1784.

Mesmer devaient, à part le Magnétisme, être attribué à *une cinquantaine* de causes différentes (1).

---

(1) Comme cet ouvrage a été le bréviaire de tous les adversaires du Magnétisme, nous pensons qu'il n'est pas inutile de montrer aujourd'hui de quoi sont capables MM. les Académiciens quand il s'agit d'une vérité importune. Selon M. Thouret, les effets du Magnétisme sont dus aux causes suivantes :

1° Les crises nerveuses et convulsives des malades. Préf., p. xj. — 2° L'irradiation perpétuelle et réciproque des émanations qui s'établissent entre le magnétiseur et les malades, p. 58. — 3° L'attouchement, p. 72, 202. — 4° *La crême de tartre*, p. 75, 180, 181, 188. — 5° *Les bains*, p. 75, 181, 188. — 6° *Les saignées*, p. 75, 182. — 7° *Les purgatifs*, p. 75, 182. — 8° Le toucher sur l'épigastre, p. 79. — 9° Les tiges de fer (conducteurs), p. 83. — 10° La transpiration du malade, p. 87. — 11° La propreté, p. 87. — 12° La singularité des opinions de Mesmer, p. 179. — 13° La confiance, p. 179, 212. — 14° *Quelques-uns des remèdes ordinaires de la médecine*, p. 180. — 15° Les secours moraux, p. 182. — 16° La réunion des malades au même traitement, p. 182. — 17° Leur séjour à la campagne, p. 184. — 18° L'exercice qu'ils font pour se rendre au lieu du traitement, p. 185, 188. — 19° Les occasions de visites et la dissipation que cela leur occasionne, p. 185, 188. — 20° La musique instrumentale, p. 186. — 21° L'espoir inattendu de la guérison, p. 188. — 22° La réaction du moral sur le physique, p. 188, — 23° LA CESSATION DES REMÈDES, p. 188. — 24° Une vie plus active, p. 188. — 25° Une existence plus agréable, p. 188. — 26° Le tempérament très sensible, très irritable des personnes

Il n'y a qu'heur et malheur dans ce monde. Cet ouvrage, que tous les quolibets de la France auraient poursuivi s'il était sorti d'une plume moins accréditée, fut adopté avec empressement

---

nerveuses, hypocondriaques et vaporeuses, p. 190. — 27° L'imagination, p. 190. — 28° la prévention, p. 190. — 29° L'exaltation morale et physique des malades, p. 190. — 30° L'aimant, p. 193. — 31° L'électricité, p. 194. — 32° Les émanations de diverses substances, p. 195. — 33° Certaines poudres ou mélanges tels que du soufre et de la limaille de fer, l'aimant pulvérisé et électrisé, p. 197. — 34° La matière de la transpiration du magnétiseur, p. 198. — 35° La chaleur de la main, p. 202. — 36° Les frictions, p. 203. — 37° L'appareil du traitement magnétique, p. 206. — 38° Les gestes du magnétiseur, p. 207. — 39° Les aspersions qu'il fait avec le doigt, une tige de fer, un bouquet, une fleur, et même le souffle, p. 202, 209. — 40° La simple direction de ses doigts, p. 209. — 41° L'imitation, p. 212. — 42° L'enthousiasme, p. 212. — 43° Le désir d'éprouver des crises, p. 213. — 44° L'ambition de fixer les regards du public, p. 214 — 45° L'influence sexuelle, p. 215. — 46° Les convulsions simulées, p. 217. — 47° La mobilité nerveuse, p. 247. — 48° Le choix des sujets convenables, p. 247.

Il est bien entendu que quand ce n'est pas l'une de ces causes, c'en est une autre. Le lecteur peut choisir à son gré, les prendre isolément, les grouper deux à deux, trois à trois, etc.; mêler les agents physiques avec les agents moraux, soutenir alternativement l'influence et la prédominance du matériel ou du spirituel... Quoi qu'il fasse, il est assuré d'avoir toujours raison.

(*Note de l'Editeur.*)

par ses corps savants, parce qu'il tendait à dépouiller Mesmer de la considération qu'il s'était acquise comme auteur d'un nouveau système médical et qu'il préparait doucement l'opinion publique à quelque chose de plus sérieux : nous voulons dire le jugement des commissaires nommés par le roi Louis XVI, pour lui rendre compte du Magnétisme animal.

Et d'abord, les délégués de S. M., savants et médecins, continuant l'œuvre de leur confrère, s'empressèrent d'aller examiner le Magnétisme, non chez l'inventeur, mais chez un de ses disciples publiquement désavoué, montrant ainsi que, pour juger quelqu'un, il était tout-à-fait inutile de le voir ou de l'entendre. Cette jurisprudence n'avait pas le mérite de la nouveauté, car nous l'avions établie dans tous les pays soumis au suprême bienfait de l'inquisition; mais nous devons avouer qu'en France, et surtout en matière scientifique, elle était complètement inconnue (1). Puis, voulant éviter l'embarras de concilier les faits positifs avec les opinions négatives et contradictoires de chacun des membres de la commission, on établit sagement en principe :

---

(1) La commission Double, nommée en 1837, pour vérifier le phénomène somnambulique de la lecture ou vision sans le secours des yeux, a suivi fidèlement la même marche. On ne saurait trop bien conserver les bonnes traditions. (*Note de l'Editeur.*)

1° Que les commissaires ne feraient point de questions aux personnes soumises aux épreuves;

2° Qu'ils ne prendraient pas le soin de les observer;

3° Qu'ils ne seraient pas assidus aux expériences;

4° Qu'ils y viendraient de temps en temps et qu'ils rendraient compte de ce qu'ils auraient vu isolément à la commission assemblée.

Pouvait-on mieux s'y prendre pour que tout manquât?... Et cependant, en dépit de ces précautions minutieuses, certains phénomènes arrêtèrent tout court nos observateurs. Que faire alors? De deux choses l'une, se taire, ou aborder franchement la question pour avoir l'air de la résoudre et passer soigneusement à côté. C'est ce dernier parti que prirent les médecins. Ici nous sommes forcés de citer leurs paroles : « Nous avons cru ne » pas devoir fixer notre attention sur des cas *rares*, » *insolites*, *extraordinaires*, qui paraissaient con- » tredire toutes les lois de la physique... parce » que ces cas étant le résultat de causes compli- » quées, variables, cachées, etc., *il n'y a rien à* » *conclure de ces faits.* » Nous le demandons avec confiance à nos vénérables supérieurs : est-il possible de réunir autant de science et de naïveté? C'est à l'aide de semblables procédés que les rapporteurs purent disserter tout à l'aise sur les propriétés de l'imagination, de la chaleur, de l'imitation, de la tristesse, du frottement, de la gêne, des convulsions, etc., et déclarer que le Magnétisme était *fort dangereux*, après avoir épuisé tous les artifices de la dialectique pour prouver qu'il n'existait pas (1).

Les réclamations les plus vives s'élevèrent de toutes parts, mais de tels académiciens n'avaient garde de compromettre leur dignité vis-à-vis les indiscrets qui, sauvés par le nouvel agent des maladies les plus dangereuses, oubliaient cette maxime imitée de l'Evangile par nos plus sages docteurs : « Il faut souvent cacher d'une main le bien que l'on reçoit de l'autre. » Bailly et comp^e^. ne répondirent pas un mot, et, comme plus tard M. Beaufils (2), ils se contentèrent de dire : *Détestable! et je ne sors pas de là.*

Si jamais on dut croire à une réussite complète, c'était assurément dans cette occasion. Condamné par les corps savants, joué sur les théâtres,

(1) Nous rappelons ici que le seul des commissaires qui suivit exactement les expériences, s'avisa de faire de l'opposition. Sous le simple prétexte qu'il avait acquis la preuve de la réalité du Magnétisme, *M. de Jussieu*, se sépara de ses honorables confrères, et, malgré M. de Breteuil, il publia un Rapport favorable à Mesmer. Bien lui en prit de porter un nom célèbre et d'être lui-même un des premiers botanistes de l'Europe!...

(2) Dans *la Conversation faite d'avance*, comédie en un acte, par M. Jouy, de l'Académie française.

(*Note de l'Editeur.*)

déchiré dans les feuilles publiques, en butte à l'animosité du ministre Breteuil, Mesmer semblait n'avoir désormais aucune chance de salut, ni de repos... Pourquoi faut-il, hélas! qu'imitant *la criminelle impartialité de l'histoire* (1), nous soyons obligés de rappeler ici l'une de ces fatalités singulières qui semblent nous être réservées, et qui, bouleversant soudain les plans les mieux conçus, changent en pleurs et en gémissements nos accents d'allégresse! Un des seigneurs de la cour, que sa jeunesse, que ses habitudes militaires semblaient devoir éloigner à jamais des études physiologiques, M. le marquis de Puységur, enfin, puisqu'il faut l'appeler par son nom, entraîné par l'exemple de ses frères et de ses amis, avait suivi le fameux cours de Magnétisme à *cent louis* par personne. L'éloquence du professeur (Bergasse) n'ayant pu lui faire comprendre une théorie qui voulait expliquer tous les phénomènes de l'univers, il en était sorti, comme la plupart des élèves, avec une foi plus que douteuse; néanmoins, dès qu'il voulut essayer de magnétiser, il opéra de tels prodiges de guérisons et de somnambulisme

(1) Cette expression remarquable appartient à M. Roger de l'Académie française. Il s'en servait habituellement avant 1830, dans son Cours d'histoire à la Société qu'on appelait alors des *Bons Hommes de Lettres*.

(*Note de l'Editeur.*)

que *la tête lui en tourna*. (Voy. ses *Mémoires*, t. 1, page 31.) Dès-lors, se moquant également de l'autorité des Académies, des sarcasmes des ignorants et des traits acérés de l'envie, il poursuivit ses expériences et en fit imprimer le recueil sous le titre de : *Mémoires pour servir à l'Histoire et à l'Établissement du Magnétisme animal* (2 vol. in-8°. 1784 et 1785), qu'il envoya *secrètement* et *gratuitement* à tous les adeptes du royaume. Aussitôt la discussion recommença des plus belles ; les partisans du Magnétisme appuyés sur des faits *notariés*, reprirent un nouveau courage ; des traitements s'établirent dans les principales villes de la France ; nos voix furent étouffées par les témoignages des malades qui affluaient de toutes parts ; en un mot, il ne nous restait plus qu'à chercher, à l'exemple du Barbier de Séville, si la chimie ne nous offrait pas quelques moyens innocents.... Les événements politiques qui survinrent à cette époque nous dispensèrent de cette fâcheuse nécessité.

Plusieurs années s'étaient écoulées au milieu des plus épouvantables tempêtes dont l'histoire ait conservé le souvenir, et la société ébranlée jusques dans ses derniers fondements, semblait devoir languir encore long-temps dans une pénible convalescence, lorsque *celui* devant qui la fortune aplanissait tous les obstacles s'empara du pouvoir. Sa main puissante écarta les factieux, comprima les partis, et rendit à la France épuisée une vie nouvelle. La justice reprit son cours ; la loi fut respectée ; les temples se rouvrirent ; l'instruction se propagea ; les sciences, les arts, l'agriculture et l'industrie firent bientôt les progrès les plus étonnants. Ce fut alors que l'abbé Fiard (l'un de nos saints) essaya de démontrer à la génération de cette grande époque que tout ce qui venait de se passer dans le monde politique et dans les sciences, était dû à l'intervention de l'Enfer (1). C'était principalement sur les phénomènes du Magnétisme qu'il appuyait la vérité de ses révélations ; mais, soit que les œuvres récentes des Carrier, des Marat, des Robespierre, eussent affaibli l'importance des Astaroth et des Belzébuth, soit que l'on fût occupé de choses plus sérieuses dans le moment, il est certain que son ouvrage passa complètement inaperçu (2).

---

(1) Voy. *la France trompée par les Magiciens et les Démonolâtres du* 18e *Siècle*, par M. l'abbé Fiard. In-8°. 200 p. Paris, 1803.

(2) Il est fort heureux pour M. l'abbé Fiard, que son ouvrage n'ait jamais été lu par des journalistes malintentionnés, car personne ne pouvait leur fournir des textes plus propres à la médisance. Qu'auraient dit ces mécréants, par exemple, s'ils s'étaient aperçus que l'auteur a pris au sérieux la brochure si piquante de Bergasse, intitulée : *Lettre d'un Médecin de la Faculté de Paris à un Médecin du Collége de Londres, ouvrage dans lequel on prouve contre M. Mesmer, que le Magnétisme animal n'existe pas*. In-8°. 70 p. 1781, et qu'ils fussent tombés sur le passage suivant :

Parmi les échappés des proscriptions républicaines, nous sommes obligés d'en citer un qui ne profita de sa liberté et de sa fortune que pour recommencer avec une nouvelle énergie, ce qu'il avait déjà fait en 1784. Le dirons-nous, hélas! *Le Magnétisme considéré dans ses Rapports avec la Physique générale*. 1 vol. in-8., Paris, 1807, nous annonça la résurrection de M. le marquis de Puységur!........ Napoléon avait bien raison de dire : *Il n'y a que les morts qui ne reviennent pas.* Une occasion perdue ne se retrouve jamais, et la plus petite négligence peut faire perdre le fruit des plus belles combinaisons!

En dépit des articles moqueurs dont les journaux l'affublèrent, le nouvel apôtre donna en

---

« L'auteur de cette pièce, après avoir formellement avancé (p. 45) qu'il était impossible de contester la réalité des guérisons opérées par Mesmer, lesquelles guérisons il appelle des miracles, en attribue la cause, ainsi que ses confrères, à l'imagination. Il fait un grand raisonnement pour prouver l'influence de cet agent sur les corps; il dit qu'il se propose de composer sur cette matière un ouvrage *absolument neuf*, puis il ajoute: « Je prouverai jus- » qu'à l'évidence, qu'on peut employer l'imagination » comme *acide* ou comme *alkali*, suivant les diverses cir- » constances des maladies qu'on est dans le cas de traiter. » En attendant, je dois dire ici que j'en ai obtenu de très » bons effets, en la prescrivant comme *eau de poulet* ou » *eau minérale*, dans les paralysies opiniâtres et les mala- » dies nerveuses. » *Voy.* p. 87 *et suiv.*

1809 une deuxième édition de cet ouvrage ainsi que de ses fameux *Mémoires* de 1784. Deux ans après, il publia ses *Recherches*, etc. (1), auxquelles succédèrent bientôt (1812) le *Traitement du jeune Hébert* (2). Si l'auteur n'eût été dans une position toute particulière, nous l'aurions facilement dégoûté de sa vocation; mais que faire avec un homme riche, modeste et considéré? Magnétisant d'une main, écrivant de l'autre, recevant tous les curieux, soignant tous les malades qui se présentaient chez lui, prodiguant à la fois les secours, les conseils et les exemples, M. de Puységur fit école; le demeurant des adeptes se réunit à lui, et, pour surcroît d'embarras, un des rédacteurs les plus estimés du *Journal de l'Empire*, M. Hoffmann, se mit de la partie.

Ce critique célèbre, peu soucieux de réunir dans ses feuilletons les assertions les plus contradictoires, pourvu que l'ensemble égayât ses lecteurs, avait débuté par se moquer du Magnétisme avec autant d'esprit que de raison apparente (3).

---

(1) *Recherches, Expériences et Observations sur l'Homme dans l'état de Somnambulisme naturel et dans le Somnambulisme provoqué par l'acte magnétique.* In-8°. 430 p., 1811.

(2) *Appel aux Savants observateurs du 19e Siècle*, etc., et *Traitement du jeune Hébert.* In-8°. 338 p. Paris, 1813.

(3) Voyez les extraits que l'auteur de *l'Exposé des Cures opérées par le Magnétisme* a placés au commencement de son ouvrage. (*Note de l'Editeur.*)

Cependant, invité par M. de Puységur à examiner *lui-même* au lieu de jurer *in verbo magistri*, il eut la faiblesse de céder à la tentation, et celle, bien plus coupable, de s'avouer convaincu. Une fois entré dans les voies de perdition, il ne songea qu'à rendre aux médecins ce que ceux-ci prêtaient si libéralement à leurs adversaires, et comme ses sarcasmes étaient trop piquants pour être endurés de sang-froid, un des quatre secrétaires de l'Institut entreprit de justifier ses confrères ; en sa triple qualité de médecin, de journaliste et d'académicien, M. de Montègre accusa le Magnétisme « d'être contraire à la raison, aux » bonnes mœurs et de conduire les hommes *à l'a-* » *brutissement.* » Quant à ceux qui s'en servaient en désespoir de cause, il les traita « comme des » victimes qui n'étaient pas retenues par la crainte » de se prêter à des facéties avilissantes. » Il établit le rapprochement le plus grotesque entre les magnétiseurs et les noueurs d'aiguillettes, entre les magnétisés et les épileptiques ; puis, s'adressant aux gens du monde avec toute la chaleur que pourrait donner la plus généreuse conviction : « Que ceux d'entre vous dont le cœur n'est pas » ceint d'un triple acier, dont l'imagination n'est » pas entièrement dominée par la raison, s'éloi- » gnent de ces scènes dangereuses ; car, de même » qu'il est à craindre que des enfants saisis à la » vue d'un épileptique qui tombe et se débat en » leur présence, soient eux-mêmes atteints de ce

» mal horrible; de même aussi vous devez, à l'as-
» pect de ces ébranlements nerveux, de ces alié-
» nations passagères, redouter les funestes effets
» de la contagion à laquelle vous vous exposez. »
(Voy. *du Magnétisme et de ses Partisans*. In-8°. 139 p., 1812.)

Se douterait-on, d'après une pareille sortie, que l'auteur *magnétisait* tous ceux de ses malades qui voulaient le lui permettre (1)? Telle est cependant l'exacte vérité. Que ne peut sur un esprit élevé le désir de faire triompher la bonne cause et d'améliorer sa fortune!... Toutefois ces déclamations, sur l'effet desquelles nous avions compté, ne firent que hâter la publication de l'*Histoire critique du Magnétisme*, par M. Deleuze (2). *O altitudo* !

Cet ouvrage, si dangereux par la sagesse avec laquelle il est écrit, par l'esprit d'analyse, la méthode et le talent de style qu'on y admire, nous fit un tort incroyable, car il ne fut plus possible de dire que le Magnétisme était repoussé par *tous* les

(1) L'un de nos confrères à l'Académie royale de Médecine nous a raconté que M. de Montègre rendit MM. Cuvier et Pariset témoins d'un fait des plus extrordinaires du somnambulisme. C'était un homme insensible à l'action d'une pile galvanique mise en contact avec un des nerfs de la face. (*Note de l'Editeur.*)

(2) *Histoire critique du Magnétisme animal*, par J. L. F. Deleuze. 2 vol. in-8°. Paris, 1813.

savants, et la masse de preuves apportée par l'auteur était trop imposante pour être rejetée *ex-abrupto*. Il fallait nécessairement combattre et neutraliser un adversaire aussi redoutable. Nous employâmes, à cet effet, les collaborateurs du grand *Dictionnaire des Sciences médicales*, par le sieur Panckoucke.

Une foule d'articles présentaient au lecteur, et sous les formes les plus variées, les marques sensibles de cet amour de vérités nouvelles qui remplit le cœur des médecins français (1). M. le docteur NACQUART en traitant des CONTORSIONS, avait écrit ces lignes mémorables : « Ces deux » causes, *la terreur* et *l'imitation*, jointes à *un* » *appareil imposant* et à l'*ascendant de la mode*, » sont les bases sur lesquelles les partisans du Ma- » gnétisme ont fondé dans tous les temps le suc- » cès de leur imposture » (t. VI, p. 394); mais dans les articles CONTEMPLATION et CONVULSIONNAIRES, M. de Montègre laissa ses concurrents bien loin derrière lui. Il assura que le Magnétisme offrait :

1° Les mêmes faits que l'on a observés chez les moines du mont Athos (ils regardent leur nombril et disent y voir la Divinité sous une forme brillante);

2° Les grimaces ou pénitences effroyables des

(1) *Voy.* l'INTRODUCTION et les articles AÉROPHOBIE, AIGUILLETTE, ARCANE, BRONCHOCÈLE, CHARLATAN, etc. (*Note de l'Editeur.*)

faquirs (ils vivent tout nus, ou couchés sur la cendre, ou chargés de chaînes comme des bêtes féroces, ou la tête en bas et les pieds en haut);

3° Les infamies commises par les misérables qui s'occupaient de sorcellerie (le sabbat, le loup-garou, l'empoisonnement des troupeaux, quelquefois des propriétaires, le sacrifice des enfants dans les opérations magiques);

4° Les grands secours des convulsionnaires de Saint-Médard (des coups de bûches ou de barres de fer sur l'estomac, des coups d'épée dans la poitrine, la figure, etc. Quelques femmes se faisaient coucher sur un pieu pointu et frapper sur le ventre avec un caillou énorme pendant ce temps; d'autres se mettaient sur un brasier ardent ou se faisaient crucifier; on en voyait qui aboyaient, miaulaient, avalaient des charbons ardents, prophétisaient et disaient la messe).

Trouvant donc qu'il y avait une ressemblance *exacte* entre les visions des somnambules et celles des aliénées, « ainsi qu'on le voit par les épidémies » nerveuses, où les unes se pendaient, les autres se » noyaient, celles-ci pensaient être changées en » vaches, celles-là avoir le diable au corps, etc., » ou d'autres enfin prédisaient, cabriolaient, » grimpaient contre les murailles, parlaient des » langues étrangères, bêlaient comme les brebis, » et quelquefois se mordaient les unes les autres » comme des enragées, » M. de Montègre conclut tout naturellement « que les illuminés, les

» magnétiseurs, les somnambules, les possédés,
» les sorciers et les magiciens, ne formaient qu'*une*
» *seule famille.* »

On voit qu'il ne s'agissait de rien moins que d'une guerre d'extermination, et que le Magnétisme serait resté sur la place, si la discussion n'avait encore une fois été interrompue par les catastrophes qui ébranlèrent l'Europe en 1814.

L'usurpateur divinisé pendant dix ans, celui dont les pieds insolents avaient souillé le bandeau des rois et la tiare du Saint-Pontife, l'*impie élevé sur la terre* tomba !... Le monde, encore tremblant du bruit de sa chute, vit alors un exemple admirable de ce que peut *le savoir-faire* luttant contre la force ignorante et brutale ; car la France, naguère si fière de ses légions de héros improvisés, de ses conquêtes multipliées, la France ! ce foyer prétendu de toutes les lumières européennes, enlacée à son insu, dans mille rêts invisibles, passa, par une transition aussi rapide qu'imprévue, du régime du sabre à celui du goupillon.

Le retour de l'île d'Elbe, en 1815, et celui de nos amis les ennemis, loin de contrarier nos projets, nous servirent à merveille. Les affiliations, les associations, etc., se multiplièrent sans mesure; et, comme une société de magnétiseurs s'était établie à Paris en 1814, sous la présidence de M. de Puységur, nous jugeâmes qu'on pouvait enfin revenir à ces usages consacrés par l'expérience de tous les siècles, c'est-à-dire que, laissant de côté les formes ordinaires de la critique, et renvoyant en son lieu cette logique banale qui ne sait démontrer que ce qui est évident, nous employâmes *la calomnie religieuse.*

Rempli de cet esprit de soumission qui élève si éminemment notre Ordre au-dessus de toutes les moineries imaginables, M. l'abbé Fustier, grand-vicaire de Tours, publia *le Mystère des Magnétiseurs* (1). Ce titre, accompagné de notre fameuse devise : *Ad majorem gloriam Dei*, qui lui servait à la fois de passeport et de recommandation, fit lire la brochure; chacun voulut connaître le mystère, et l'on trouva que, pour être initié, il fallait RENONCER A JÉSUS-CHRIST et MARCHER SUR LE CRUCIFIX (*Voy.* p. 13). Cette fraude pieuse eut un succès prodigieux. On colporta l'*homme du monde* dans tous les séminaires; on le vanta dans tous les confessionnaux; plusieurs prédicateurs en firent le sujet de leurs sermons, et la gent dévote fut endoctrinée de telle sorte que, nombre de magnétiseurs eussent été écorchés vifs pour le moins, si les magistrats routiniers, jaloux de conserver les traditions des anciens parlements, n'avaient menacé de leur glaive brutal les nouveaux amis des *rigueurs salutaires.*

---

(1) *Le Mystère des Magnétiseurs et des Somnambules, dévoilé aux âmes droites et vertueuses*; par un homme du monde. In-8°. 55 p. Paris, 1815.

Il serait imprudent de parler de deux réponses adressées à l'abbé Fustier par MM. Deleuze et Suremain de Mysséry (1), attendu qu'elles ne permettent pas la plus légère réplique; mais elles nous firent comprendre la nécessité de poursuivre notre chemin.

M. l'abbé Wurtz, vicaire de Saint-Nizier, à Lyon, reçut l'ordre d'achever l'œuvre si heureusement commencé. Il s'en acquitta dignement. *Les Démonolâtres* (2) ne peuvent manquer de convertir tous ceux qui, se défiant de la raison, si souvent trompeuse, hélas! s'en réfèrent au jugement de nos directeurs. Toutes les formes de l'argumentation scolastique sont employées dans cet ouvrage pour prouver l'existence des démons, de la magie noire, du Magnétisme qui en est *la suite naturelle* et de l'affiliation des magnétiseurs avec Lucifer. Il est à regretter seulement, qu'emporté par l'excès de son zèle, l'auteur ait écrit le paragraphe suivant :

(1) *Lettre à l'Auteur du Mystère des Magnétiseurs*, etc., par M. Deleuze. Voy. *Annales du Magnétisme animal*, 1re année, 4e trim., p. 278. — *Examen de l'Ouvrage qui a pour titre : Le Mystère des Magnétiseurs*, etc., par M. Suremain de Mysséry. In-8°. 55 p. Paris, 1816.

(2) *Superstitions et Prestiges des Philosophes du dix-huitième Siècle, ou les Démonolâtres du Siècle des Lumières*, par l'auteur *des Précurseurs de l'Anté-Christ*. (L'abbé Wurtz). In-18. 230 p., 1817.

« Tandis que l'on affectait de ne plus croire à » l'existence du diable, c'était lui qui jouait le » premier rôle dans les loges des Francs-Maçons, » dans les antres des illuminés, sur les théâtres » des villes, sur les tréteaux de la populace, dans » les salons des grands et des riches, et jusques » dans les palais des rois. Il était travesti tantôt » *en homme extraordinaire* (1), tantôt en phy- » sicien, tantôt en magnétiseur, tantôt en ven- » triloque, tantôt en artiste, tantôt en charlatan, » tantôt en Samson, tantôt en diseur de bonne » aventure, tantôt en joueur de piquet. » (*Voy.* chap. X, pag. 149.) C'est en s'appuyant sur ce chapitre et sur une foule de passages semblables que tant de journalistes dévoilèrent ce qui ne devait être su que de nos affidés, c'est-à-dire la tendance de la Congrégation. Parmi ceux qui appuyèrent avec le plus de force sur ces révélations indiscrètes, il faut surtout compter M. Guizot, qui depuis... mais il était alors l'un des coryphées de l'opposition et rédacteur des *Archives philosophiques* (2).

---

(1) Cela est vrai, disait le spirituel Hoffman à ce sujet, car je l'ai vu (le diable) sous les traits de l'auteur; il m'a remis sa brochure en me priant d'en rendre compte dans mon journal. (*Note de l'Editeur.*)

(2) Le n° 6 de ce recueil contient l'analyse *la plus impitoyable* des Démonolâtres. (*Voy.* p. 168). L'auteur dit que M. Wurtz ne tendait qu'à former des esprits grossiers et fanatiques par ses raisons *perverties*; que le texte des li-

Tous les folliculaires parisiens ne prirent pas la chose aussi sérieusement; quelques-uns se contentèrent de persiffler *les superstitions* avec leur malice accoutumée, assurant qu'il ne manquait à cet ouvrage que d'avoir paru vers le dixième siècle. Les malhonnêtes! Assurément nous savions comme

---

vres saints servait de base aux absurdités *les plus ridicules*; que, par ces *folies*, l'auteur fournissait de nouveaux arguments aux esprits prévenus qui confondent la cause de la religion avec celle des *imbécilles* qui la déshonorent, ou des *impies* qui en abusent; puis, se demandant « s'il est permis de traiter sérieusement ces *dégoûtantes inepties* ou s'il est permis d'en rire, et quel est l'esprit sous la protection duquel se produisent de pareilles *absurdités,* » il ajoute : « Il faut s'adresser à l'esprit de parti, à l'intérêt » personnel pour savoir quelles alliances *abjectes*, quels » déplorables auxiliaires, ils sont capables d'adopter » quand l'opinion publique qui les repousse les réduit à » chercher une force dans toutes les *inepties* qui veulent » se donner à eux. » Il raconte plus loin « que nos doctrines et nos ouvrages sont adoptés et enseignés dans de *prétendus* établissements d'éducation, » et dit : « Lyon pa» ra îtvouloir s'honorer de ce grand œuvre de la corruption des esprits... Ces ouvrages feront comprendre clai» rement les projets de CEUX qui, pour parvenir à leur but, trouvent utile de s'associer à toutes les superstitions de l'ignorance crédule, et aux yeux de qui la croyance à la magie n'est pas un moyen à dédaigner, » lorsque, *par l'abrutissement*, il peut conduire à l'asser» vissement, à l'intolérance et au fanatisme. »

Nous signalerons encore à toute la vigilance du conseil : 1° un article de M. le comte Abrial sur le même

eux ce qu'il faut en penser, mais avions-nous eu jamais l'intention de l'adresser à l'Ecole polytechnique? Ne faut-il pas des aliments pour tous les estomacs? Que l'on demande à nos jeunes abbés ce qu'ils en ont dit et à combien de conférences particulières il a donné lieu? C'est le *vade mecum* de tous les séminaires.

Pendant que ceci se passait à Lyon et dans tout le Midi de la France, messieurs les médecins ne restaient pas oisifs; harcelés sans relâche par les écrits des magnétiseurs (1), ils ne perdaient pas une occasion d'exprimer de la manière la plus

---

sujet. (Voy. *Bibliothèque du Magnétisme*, 1818, t. 3, p. 158); 2° Une *Lettre de M. Deleuze à l'auteur d'un Ouvrage, intitulé: Superstitions*, etc., in-8°, 80 p. Paris, 1818. Il est d'autant plus urgent de proscrire celle-ci que l'auteur pulvérise absolument notre pauvre abbé, et qu'il examine, avec sa supériorité accoutumée, *les opinions* qui mettent obstacle à l'entier rétablissement de la religion en France.

(1) *Lettre sur le Magnétisme*, par M. Morisson. — *Annales du Magnétisme*. — *Des Modes accidentels de nos Perceptions*, par M. le comte de Redern. — *Explication et Emploi du Magnétisme*, par MM. Bapts et Azaïs. — *Exposition physiologique des Phénomènes du Magnétisme*, par Auguste Roullier, D.-M. — *Bibliothèque du Magnétisme*. — *Réponse aux Objections*, etc., par M. Deleuze. — *Encore du Magnétisme!* par Pigault-Lebrun. — *Observations relatives à la Lettre de M. Friedlander*, etc., par M. Oppert, D.-M. — *Histoire critique du Magnétisme*, par M. Deleuze. 2e édit. — *Théorie du Mesmérisme*, par Ch. Hervier, etc., etc.

énergique le mépris qu'ils avaient pour Mesmer et ses disciples. Cependant comme leurs railleries ou leurs déclamations passaient assez souvent inaperçues parmi quantité de choses plus ou moins intéressantes, *on* leur fit comprendre qu'il fallait consacrer un article spécial au Magnétisme dans le *Dictionnaire des Sciences médicales*, afin d'y réunir tout ce que l'on pourrait trouver de mieux contre cette hydre de nouvelle espèce. La motion passa à l'unanimité, et M. VIREY fut nommé rapporteur par acclamation.

Nous étions donc parvenus à nos fins en marchant par les voies les plus opposées, le fanatisme et la science ! Le choix d'un savant aussi distingué pour rédacteur, et la connaissance parfaite que l'on avait de ses opinions (1), ne laissaient plus de doute sur le succès ; cette fois enfin le Magnétisme allait être jugé par ses pairs ! Que pourraient alléguer ses fauteurs, après quarante années d'expériences, de discussions et de réprobation générale ? etc., etc... Ceux qui parlaient ainsi ne se doutaient pas de la force toute puissante cachée dans les vérités naturelles ! Nous savons maintenant qu'on ne peut en entraver la marche que pour quelques instants.

---

(1) *Voyez* dans le *Dictionnaire des Sciences médicales*, les articles : ARCANE, ESPRIT, FEMME, FORCE MÉDICATRICE, IMAGINATION, INFLUENCE, INSTINCT, LIBERTINAGE, etc.

Certes, M. Virey n'avait pas l'intention de ménager ses adversaires ; les deux tiers de son article le prouvent assez (1). Tout ce que la raillerie et le mépris peuvent fournir de ressources à l'érudition, il l'emploie contre le Magnétisme et ses partisans ; la liste des épithètes qu'il leur prodigue serait à elle seule une véritable curiosité (2). Que n'a-t-il su s'arrêter à point ! Mais, comme le dit Montaigne : *C'est chose difficile de fermer un propos*. Au moment de conclure, cédant à la démangeaison de montrer sa science ou son impartialité, il reprend toutes les questions en litige (§ VI et VII, p. 516-540), et l'on voit, avec autant de chagrin que de surprise, le sceptique naguère si élevé, faire assaut de croyance avec les magnétiseurs les plus déterminés, *avouant tous les faits*, toutes les guérisons, tous les phénomènes du somnambulisme, etc., et *les prouvant*, « non-seulement par les propres raisons des magnétiseurs, mais encore par d'autres que ceux-ci n'avaient pas trouvées. » (§ VIII, p. 541). N'est-ce pas le

(1) MAGNÉTISME ANIMAL. *Dictionnaire des Sciences médicales*, t. 29, p. 463, 1818.

(2) M. Mialle a eu la complaisance de faire ce dépouillement. *Voy.* sa note sur M. Virey dans les *Rapports et Discussions de l'Académie de Médecine sur le Magnétisme animal*, par M. Foissac et comp^e^. In-8°, Paris, 1833, p. 264.
(*Note de l'Editeur.*)

cas de dire que « plus on examine la société » humaine, plus on y trouve atteintes de *déli-* » *res partiels* des personnes qui jouissent à d'au- » tres égards de l'intelligence la plus éclairée? » (*Voy.* art. *Magnétisme animal.* § VIII, p. 554.)

On comprendra sans peine le parti que tirèrent de cette singulière distraction M. Deleuze d'abord, et plus tard ses adhérents (1). Cependant nous

---

(1) Voy. *Défense du Magnétisme*, par M. Deleuze. In-8°, 219 p., 1819. — *Du Magnétisme animal en France*, par M. Bertrand. In-8°, 539 p., 1826. — *Note sur M. Virey ou le Magnétisme animal prouvé par les Aveux de ses Adversaires*, par M. M. (Mialle), art. inséré dans les *Rapports et Discussions de l'Académie royale de Médecine*, par M. Foissac, 1833.

On trouve à la fin de cette note la récapitulation des causes auxquelles M. Virey attribue les effets du Magnétisme. La voici :

1° L'harmonie des rapports. — 2° La volonté. — 3° L'imagination. — 4° La sensibilité physique. — 5° Les attouchements. — 6° Les frottements. — 7° Les regards. — 8° Les paroles. — 9° Les gestes. — 10° La curiosité. — 11° Le désir. — 12° La croyance. — 13° L'imitation. — 14° La terreur. — 15° Les émotions nerveuses. — 16° Les affections réciproques. — 17° Les rapports sexuels. — 18° La foi. — 19° La confiance. — 20° La soumission. — 21° L'ennui de la manipulation. — 22° Le fluide magnétique. — 23° L'impatience. — 24° La délicatesse physique. — 25° La faiblesse. — 26° L'exaltation de la sensibilité. — 27° La musique. — 28° La chaleur vitale. — 29° Le contact de la main. — 30° Les caresses de l'amitié. —

nous sommes toujours servis de quelques fragments utiles de ce travail, quoique l'auteur soit maintenant cité comme autorité par les deux partis.

Le 23 août de l'année suivante (1819), un ancien élève de l'Ecole polytechnique, le docteur BERTRAND, ouvrit des *conférences publiques* sur le Magnétisme animal. Jamais pareil scandale n'avait affligé tous les bons esprits de la Faculté ! Les étudiants s'y portèrent en foule, et, charmés par la singularité du sujet, ils profitèrent avec empresse- d'une occasion qui se présenta bientôt après (1) pour demander à l'un de leurs professeurs, M. Husson, de faire à l'Hôtel-Dieu quelques essais sur

---

31° L'action réciproque des êtres. — 32° La supériorité des forces physiques. — 33° Les rapports de sensibilité. — 34° Les communications sympathiques. — 35° *Le nom* de la chose. — 36° La dévotion. — 37° L'espérance. — 38° La charité. — 39° L'ignorance. — 40° La crédulité. — 41° L'enthousiasme. — 42° La séduction. — 43° Les communications nerveuses. — 44° Les voies de prestiges et d'illusions exercées de tout temps sur les intelligences.

Nous pensons que nos lecteurs ne verront pas sans intérêt cet échantillon de la logique d'un savant qui se moque de M. Deleuze. (*Note de l'Editeur.*)

(1) Le rapport fait à la Société de Médecine pratique d'un choléra morbus désespéré guéri par le Magnétisme sous les yeux de MM. FOUQUIER, MOREAU et DESPREZ. Voy. *Expériences publiques sur le Magnétisme*, par M. Dupotet, p. 3, 3e édit. Paris, 1826.

ce mode de traitement, afin de fixer l'opinion que l'on devait en avoir.

Lorsqu'on réfléchit aux conditions nécessaires au succès de ces expériences, on ne peut assez s'étonner qu'il se soit rencontré quelqu'un pour les tenter dans cette occasion. En effet, tous les promoteurs de la doctrine recommandent la tranquillité, l'ordre, la patience, la confiance, etc., et les salles de l'hôpital ne présentaient ici qu'une foule inquiète, turbulente, défiante outre-mesure, et n'ayant pas la plus légère notion des phénomènes qu'elle voulait vérifier (1). Assurément, MM. de Puységur, Deleuze, Abrial, de Redern, ne pouvaient s'exposer à des chances aussi défavorables. Qui le croirait ! Un jeune étudiant en médecine (M. Dupotet) attacha le fatal grelot; il se soumit à toutes les conditions qui lui furent imposées; il accepta, sans hésiter, le *sujet* qu'on lui offrit (2) et réussit complètement.

Dire des médecins les clameurs et la peine,
Serait se consumer en efforts impuissants.

---

(1) L'un des témoins, aujourd'hui membre de l'Académie royale de Médecine, demanda sérieusement à M. Dupotet s'il ne fallait pas être *nu* pour se faire magnétiser ?

(2) C'était une jeune fille incurable, âgée de dix-sept ans et demi, qu'on n'espérait pas *pousser* plus de deux ou trois jours, et dont l'interne de la salle, *M. Robouam*, se proposait de faire une très belle dissection.

Professeur et internes épuisèrent tous les moyens de constater les effets singuliers du Magnétisme. Ils varièrent de toutes manières *le mode d'expérimentation ;* mais ils furent obligés de convenir que Mesmer avait raison, que les corps savants s'étaient trompés, etc. Voyant les choses arrivées à ce point, force nous fut d'appeler à notre aide le plus dévoué de nos admirateurs, M. Récamier.

Le cher docteur, parfaitement instruit de tout ce qui se passait depuis le commencement de ces expériences, se présenta dans les salles de son confrère, M. Husson, le 7 septembre 1820, et, trop adroit pour faire suspecter ses projets, il entretint d'abord affectueusement M. Dupotet *de sa conviction personnelle* touchant les phénomènes magnétiques... Il désirait *seulement* vérifier l'action à distance, etc. Celui-ci, touché d'une pareille mansuétude, s'empressa de lui donner cette satisfaction, et, renfermé dans un cabinet sans que la malade s'en doutât, il l'endormit sans la voir, et au signal choisi par M. Récamier. Fort surpris de ce résultat, comme on peut le croire, notre professeur commença par s'assurer de l'état de somnambulisme en questionnant mademoiselle Samson, en lui ouvrant les paupières, la secouant, la pinçant plusieurs fois de toutes ses forces, criant à ses oreilles, frappant sur les meubles à grands coups de canne, la soulevant à trois reprises en la laissant retomber sur son siége, etc., etc. Tout cela échoua contre l'influence diabolique de l'étudiant, car *le sujet* ne bougea pas plus qu'une statue. Invité par M. Husson et tous les assistants à cesser des épreuves qui finissaient par être plus que scientifiques, M. Récamier demanda au magnétiseur s'il pouvait réveiller la demoiselle Samson, ainsi qu'il l'avait endormie, sans la voir, etc. Celui-ci qui ne doutait de rien accepta volontiers, et, deux minutes après, au signal donné, la somnambule insensible se retrouvait dans l'état naturel. Ne sachant plus à quel saint se vouer, et ne pouvant raisonnablement convenir d'un fait aussi étrange, notre digne ami fit alors semblant de se mettre en colère, et reprocha fort aigrement à M. Dupotet d'avoir avec *la fille Samson* des intelligences relatives à ce qui se passait. Peut-être, dira-t-on, que ce n'était pas là ce qu'il y avait de mieux à faire, mais le temps pressait... Il importait surtout de ne pas perdre contenance... Malheureusement, celui qui dirigeait ces essais, et qui par conséquent, se trouvait mis en cause, M. Husson, n'était pas assez ingénu pour être pris à pareil leurre. Il imposa silence à son confrère, et, soutenu par tous les témoins, il lui prouva la bonne foi de M. Dupotet, et l'absurdité de cette accusation, puisque toutes les précautions *imaginables* avaient été prises pour empêcher que cela n'arrivât. La partie n'étant plus tenable, M. Récamier se retira avec une congestion faciale très prononcée; mais quelques jours après, les expériences magnétiques furent *défendues* par le conseil-général des hospices. A bon entendeur, salut (1).

Il ne faut pas croire qu'alors M. Récamier se tînt pour battu; ce premier échec, au contraire, lui servit de *stimulus*. Avec un homme élevé à notre école, les obstacles eux-mêmes sont des moyens de succès. Vers le commencement de 1821, il apprit que son interne des salles Sainte-Magdeleine et Sainte-Agnès, à l'Hôtel-Dieu, avait mis en somnambulisme deux malades (le sieur J. Starin et la nommée Lise Leroy), et que, dans cet état, ils devenaient insensibles, *à l'imitation* de la fille Samson; il fit venir les sujets en sa présence, leur annonça qu'on allait les magnétiser, et qu'il leur appliquerait un moxa, s'ils se laissaient endormir aussi complaisamment que de coutume. Ces pauvres diables l'assurèrent en pleurant qu'ils ne savaient que faire, qu'ils ne demandaient pas mieux que de s'en empêcher; Dieu sait de quelle manière on écouta leurs raisons!..... Dès que M. Robouam en eut reçu l'ordre, il les somnam-

---

(1) Si M. Husson avait profité de l'étonnement et de l'espèce de révolution que produisirent ces expériences dans l'Ecole de Médecine pour adresser un Mémoire à l'Académie des Sciences ou même à la Faculté, il est certain que la cause du Magnétisme était gagnée. Il parait que sa déférence pour les opinions particulières du président du conseil des hospices, M. le duc de La Rochefoucauld de Liancourt, lui ferma la bouche. (*Note de l'Editeur.*)

bulisa si bien que les moxas, posés par M. Récamier, et *soufflés par lui* jusqu'à ce qu'ils fussent consumés en totalité, et qu'ils eussent brûlé toute l'épaisseur de la peau; que ces moxas, disons-nous, ne leur firent éprouver aucune espèce de sensation (1). L'interne, enchanté de la réussite, s'empressa de demander au respectable professeur s'il était convaincu? *Non*, répondit celui-ci, mais je suis *ébranlé* (2).

Cet ébranlement n'eut aucune suite fâcheuse pour nous, du reste, car, bien que l'application du Magnétisme suspendit chaque fois les vomissements auxquels l'une des malades (Lise Leroy) était sujette depuis long-temps, et, qu'en persévérant on eut pu la guérir, le savant docteur aima mieux la laisser retourner vers son *juge naturel* que de renoncer à la *saine* médecine. En effet,

---

(1) Les moxas furent appliqués sur le haut de la cuisse droite de Starin et sur *le creux de l'estomac* de Lise Leroy. N'est-il pas admirable qu'un médecin ait le droit de commettre de pareilles atrocités et qu'il lui soit défendu de poser une main bienveillante sur un malade avec l'intention de le guérir?.. Voilà pourtant où nous en sommes. Félicitons-nous du progrès social!

(*Note de l'Editeur.*)

(2) Cette réponse mémorable nous a été conservée par l'auteur de l'*Exposé des Cures opérées en France par le Magnétisme animal.* Il la tenait de M. Robouam lui-même. (Voy. *l'Exposé*, t. 2, p. 461.)

(*Note de l'Editeur.*)

comme le dit Molière, un homme mort n'est qu'un homme mort; mais un principe!... Lise Leroy fut enterrée à la fin de juillet 1821, et M. Récamier alla s'asseoir dans une chaire du Collége de France, que nous lui fîmes donner par M. de Corbière en dépit de tous les opposants.

Si l'on avait encore besoin de preuves pour juger des dispositions hostiles de la génération présente, on les trouverait en foule dans cette circonstance. Nous avions employé tous les moyens possibles pour détourner les jeunes gens de la carrière mesmérienne : raisonnements, insinuations, promesses, défenses, calomnies, persécutions, etc., tout fut inutile. L'exemple de M. Husson entraîna les internes de la Salpétrière, MM. Margue, Georget, Rostan, Ferrus, Londe et Métivier, qui magnétisèrent à l'envi les uns des autres les folles et les épileptiques de cet hôpital. M. Georget surtout, l'un des plus incrédules (*Voy.* son ouvrage sur *la Folie*, p. 15), passa d'un extrême à l'autre, et, après avoir tout nié, il avoua qu'il avait vu tant de phénomènes extraordinaires, « que tout ce que l'on trouvait » dans les écrits de magnétiseurs, et même dans » ceux de Pétetin sur la catalepsie, ne pouvait leur » être comparé (1). » Cependant, malgré l'esprit

(1) *Physiologie du Système nerveux*. 2 vol. in-8°, Paris, 1821. *Voy.* t. 1er, p. 404.

d'indépendance, disons mieux, de rébellion, dont il donna des preuves si funestes, il n'osa indiquer ni le lieu, ni l'époque des expériences, ni les malades sur qui elles avaient été faites, ni les nombreux témoins qui y avaient assisté. Il est vrai que toute l'Ecole de Médecine en était instruite; mais pour le public, cette omission de M. Georget était des plus significatives; elle prouvait que nous savions frapper *fort*, si nous ne parvenions pas toujours à frapper *juste* (1).

Il est important d'ajouter cependant que ces

---

(1) L'ordre chronologique ainsi que la reconnaissance nous font un devoir de rappeler ici que M. le baron d'Hénin s'introduisit dans la Société du Magnétisme sous le manteau des croyants, qu'il s'en fit nommer le secrétaire afin de recueillir tous les renseignements possibles sur ses nouveaux collègues, et qu'après avoir *comprimé son incrédulité*, pendant quelques années, le nouveau Sinon leva le masque, accusant les magnétiseurs de Paris des prétentions les plus absurdes, d'intolérance, de fanatisme et de FALSIFICATIONS. (Voy. *le Magnétisme éclairé*, in-8°, 252 p., 1820.) Il est fâcheux que tant de zèle ait été employé en pure perte. Jamais peut-être on n'a réuni un tel assortiment d'extravagances ! Il est encore à naître que quelqu'un ait eu la force de lire l'ouvrage en entier; la seule personne qui ait osé l'entreprendre (M. M.) s'est évanouie deux ou trois fois de suite après en avoir parcouru une vingtaine de pages, et ce n'est qu'avec les excitants les plus énergiques qu'on a pu la retirer de l'état de torpeur dans lequel elle était tombée.

expériences multipliées ne modifièrent en aucune façon l'opinion préconçue de certains professeurs. Nous devons citer ici M. le baron Larrey, qui sans être poussé par *le bon motif*, se conduisit comme le plus dévoué de tous nos auxiliaires. Voici à quelle occasion :

Un jeune soldat de la garde royale, nommé Blanchard (A. H.), atteint d'ulcères fistuleux au pied droit, fut envoyé de Compiègne à l'hôpital militaire du Gros-Caillou vers la fin d'octobre 1821. M. Larrey, chirurgien en chef, ne voyant aucun autre moyen de guérison, proposa plusieurs fois *de couper la jambe*, ce à quoi le malade ne voulut jamais consentir, ignorant sans doute « que lorsque la nature nous prive d'un œil nous » y voyons mieux de l'autre. » A cette époque, M. de Puységur (on le retrouve toujours dans ces sortes d'occasions), alla voir Blanchard qu'il connaissait depuis long-temps; il le mit en somnambulisme tout en causant avec lui au chevet de son lit, et apprit alors que les remèdes lui faisaient mal, que le Magnétisme seul pouvait le guérir, etc. D'après ces assertions, répétées une seconde fois, le 18 février 1822, M. de Puységur le fit sortir de l'hôpital, afin de pouvoir le traiter à sa façon dans une maison particulière. L'effet des prescriptions somnambuliques fut tel, qu'au bout de six semaines le docteur mesmérien ayant rencontré le chirurgien en chef du Gros-Caillou, il lui annonça la convalescence de Blanchard. A ces mots, M. le baron lui rit au nez, et l'assura positivement que le blessé *ne guérirait jamais*, parce que les os du tarse étaient attaqués, le périoste enlevé, et que, tôt ou tard, il faudrait *couper la jambe* (1).

Ce que disait M. Larrey était parfaitement rationnel, et son avis, conforme aux règles de l'art, fut successivement partagé par les médecins de Soissons, MM. Dieu, Letierce et François, le 20 juin et 1er août suivant; et par celui du régiment de Blanchard (les lanciers), M. Bigaré, qui, à la suite d'une inspection générale, à Fontainebleau, réforma cet homme le 18 août, déclarant « qu'il » était dans l'impossibilité *absolue* de servir même » dans les corps sédentaires. » Néanmoins le réformé du 18 était de retour à Buzancy le 25, se portant à merveille et ne boîtant plus du tout. (Sa guérison radicale eut lieu le 15 octobre suivant.) Il entra de suite au service de M. de Puységur; il y est resté jusqu'à la mort de madame

(1) Ceci est d'autant plus curieux que dans le congé de convalescence accordé à Blanchard le 24 février, par MM. *Larrey* et *Reynaud*, on trouve que le malade est dans un état *d'amélioration sensible* : de cette manière, si Blanchard guérissait, l'honneur tout entier en revenait à la médecine, et si, au contraire, il venait à mourir, on pouvait dire, pièces en main, que le Magnétisme l'avait tué. Cela n'est vraiment pas maladroit pour un académicien de Paris.

la marquise douairière de Puységur, arrivée en 1833 ou 1834, et maintenant il est placé chez M. de l'Epine, près Vendôme.

Ce fait est raconté tout au long dans la nouvelle édition du *Magnétiseur amoureux* (*Voy.* tom. II, pag. 205. Paris, 1824), et M. le baron Larrey ne l'ignore pas; mais tout l'amour qu'il a pour son art n'a jamais pu le déterminer à s'informer des moyens qui avaient pu, contrairement à l'expérience des siècles, opérer un tel prodige.

Périssent les colonies plutôt qu'un principe!

Qu'on réfléchisse un instant à ce qu'il fut advenu si, constatant la guérison de cet homme incurable et *réformé comme tel*, M. Larrey eût provoqué un examen consciencieux de la part de la Faculté de Médecine et du ministère de la guerre! *Horresco referens!...*

Il est inutile de s'appesantir sur le mal que firent toutes ces expériences et ces guérisons intempestives. 1° Elles montrèrent aux étudiants que les déclamations de leurs professeurs n'étaient pas tout-à-fait désintéressées, et 2° qu'en matière de science il n'y a rien de plus sûr que de vérifier les faits. Quand on en arrive là, tout est perdu ou du moins bien compromis.

L'un de ces vérificateurs, connu depuis longtemps, nous l'avouons, par des travaux remarquables, M. Rostan, fut, après son ami Georget, celui qui donna le plus de publicité à ses nouvelles opinions, aussi le choisit-on pour rédiger l'article *Magnétisme* du *Dictionn. de Méd.* en **18** vol. (1). Il y apporta certainement une dose suffisante de cet esprit nommé philosophique; mais, en dépit de ses réticences et de ses précautions, il en dit cent fois plus qu'il ne fallait pour mettre le diable au corps de tous les étudiants. Voici cependant un paragraphe qui nous a complètement satisfait :

« Le Magnétisme *mal dirigé* peut occasionner des accidens graves. Je l'ai vu produire des malaises généraux, des douleurs vives, des céphalalgies opiniâtres, des cardialgies violentes, des paralysies passagères, mais fort incommodes et fort douloureuses; un ébranlement nerveux général qui prédispose à toutes les névroses, une fatigue excessive, une grande faiblesse, une maigreur extrême, la suffocation, l'asphyxie; et je ne doute pas que la mort même n'en pût être le résultat, si l'on s'avisait de paralyser les muscles de la respiration; l'aliénation mentale, la mélancolie en ont été fréquemment la suite. Tels sont les effets fâcheux que l'on a *souvent* eu à déplorer. » (*Voy.* t. 13, p. 421.)

Assurément il ne manque rien à ce tableau pour que le Magnétisme soit regardé comme une des

(1) Paris, chez Béchet jeune.

choses les plus dangereuses qu'il y ait au monde, et c'est bien dans ce sens que nous l'avons toujours présenté; mais les ergoteurs qui pèsent froidement et le pour et le contre, n'ont cessé de répéter que les inconvénients signalés par M. Rostan ne tenaient pas plus à la nature du Magnétisme, que ceux qui ont été reprochés au langage, à l'écriture, au feu, à la vapeur, etc.; que les vérités naturelles et toutes les facultés humaines n'ont rien de blâmable en elles-mêmes, sinon l'abus qu'on en fait; que tous les maux cités par M. Rostan étaient DU FAIT DES MÉDECINS; qu'eux seuls, parmi les milliers de magnétiseurs qui se sont succédés depuis Mesmer, avaient imaginé de *pincer, frapper, piquer, brûler, paralyser, asphyxier, empoisonner* leurs somnambules afin de vérifier la réalité du nouvel agent, et que, par conséquent, on ne devait s'en prendre qu'à eux de tout le mal qui avait été commis, etc.; mais nous ne nous sommes jamais arrêtés à ces bavardages, et nous aurions même passé cet article sous silence, si, de concert avec M. Husson, il n'eût donné lieu à la démarche d'*un* M. Foissac auprès de diverses Académies pour leur proposer de soumettre le Magnétisme à un nouvel examen.

Tous les journaux français ont parlé de cette affaire déplorable; on sait que l'Académie des Sciences fit déposer dans sa bibliothèque, comme cela se pratique ordinairement, le *Mémoire* de

M. Foissac (1), afin qu'il y attendît son tour de faveur avec vingt ou trente milliers de confrères qui reposent en paix depuis nombre d'années. Mais il n'en fut pas de même à l'Académie de Médecine. Cette misérable brochure y renouvela l'effet de la pomme de discorde. En vain M. Renauldin cria-t-il de toute la force de ses poumons que le Magnétisme était *une bêtise* morte et enterrée depuis long-temps (ayant ainsi l'air de n'avoir pas même ouï parler de tout ce qui s'était passé à l'Hôtel-Dieu, à la Salpétrière et dans tous les hôpitaux de Paris, en présence de plusieurs centaines de ses confrères), il ne put empêcher qu'on ne nommât une commission pour examiner « s'il y avait lieu à prendre la proposition en considération. » A la très grande surprise du côté droit, MM. les commissaires Adelon, Burdin, Pariset, Marc et Husson, rapporteur, furent de l'avis de M. Foissac, se fondant sur tous les phénomènes observés en Europe depuis 1774, « et attestés par des milliers de témoins éclairés. »

Le choix de M. Husson pour rapporteur nous ayant fait pressentir ses conclusions, nous fîmes un appel général à tous ceux qui, par opinion, calcul ou pusillanimité, pouvaient nous être utiles, et c'est avec la plus vive satisfaction que MM. Des-

---

(1) *Mémoire sur le Magnétisme animal*, par P. Foissac, D.-M. In-8°, 10 p., 1825.

GENETTES, BALLY, LAENNEC, ROCHOUX, NACQUARD et GASC, se rangèrent sous le drapeau de MM. DOUBLE et RÉCAMIER, promettant bien d'envoyer au diable avec eux le Magnétisme et tous ses partisans.

La discussion commença le 20 février 1826.

M. DESGENETTES rejetta l'examen, en se fondant principalement sur cette raison, que le Magnétisme venait de l'Allemagne, pays qui avait eu le malheur de voir naître Boerrhave, Kant, et une foule de savants tout aussi peu connus.

M. BALLY, parce qu'il était à craindre que par suite de l'action à distance (qu'on ne pouvait nier) quelque magnétiseur ne vînt de son grenier de Paris ébranler les trônes de la Chine et du Japon.

M. DOUBLE, parce qu'en 1784 le Magnétisme était vêtu à la française ; qu'il l'est aujourd'hui d'un simple frac, et qu'on ne trouve parmi ses sectateurs que deux classes de personnes, les DUPES et les FRIPONS (1).

---

(1) Cette assertion avait d'autant plus de piquant pour MM. les Académiciens que la plus grande partie d'entre eux *présents à la séance* avaient assisté aux expériences de l'Hôtel-Dieu, de la Salpétrière, et signé les procès-verbaux de M. Husson. Néanmoins, M. Double sortit *par la porte* ainsi que ses honorables confrères. Aujourd'hui, on n'est plus si difficile en fait de procédés. Il faut vivre avec tout le monde. Après une séance semblable, on s'aborde ami-

M. Laennec, parce qu'il n'y a qu'un dixième des faits de réels, et que les phénomènes présentés par les magnétiseurs et les magnétisés diffèrent selon les dispositions physiques et morales de chacun d'eux.

M. Rochoux, parce que les phénomènes magnétiques réels devraient être placés dans la classe des hallucinations.

M. Nacquard, parce que nos connaissances actuelles ne permettent pas d'expliquer les phénomènes de somnambulisme.

M. Récamier, toujours fidèle à ses habitudes, ne voulut pas d'abord se montrer trop hostile à la cause magnétique; — les expériences de l'Hôtel-Dieu étaient imprimées, ainsi que les procès-verbaux de l'apposition des moxas! — il avoua donc 1° la réalité d'une action; 2° les effets à distance, et 3° l'insensibilité des somnambules; c'est-à-dire les trois ordres de faits contestés le plus généralement; mais, une fois quitte envers sa conscience, il revint à son but avec toute l'adresse imaginable, et vota *contre* l'examen, parce que le magnétisme n'avait fait faire aucune découverte en thérapeu-

calement, on se donne la poignée de main de rigueur, et quelquefois on ajoute en souriant : *Eh bien! nous nous sommes chamaillés l'autre jour!* Comme tout se perfectionne avec le temps, l'année dernière on a boxé.

(*Note de l'Éditeur.*)

tique, parce que la clairvoyance magnétique n'existait pas, et surtout (ce qui était fort important), *par respect pour les mœurs* (1).

Le 14 février, M. Gasc termina noblement cette discussion mémorable en assurant que le Magné-

(1) En achevant son discours, M. Récamier ne pouvant contenir le zèle pieux qui le dévorait, ajouta qu'au moment où les magnétiseurs célébraient leur triomphe et le rétablissement de la fille Samson, à l'Hôtel-Dieu, celle-ci lui faisait demander de rentrer dans ses salles, et qu'elle y était morte. Ces paroles excitèrent des éclats de rire universels, et disposèrent l'Académie de telle sorte que si l'on eût voté de suite, ainsi que nous l'espérions, elles entraînaient le rejet de l'examen. Malheureusement d'autres orateurs étaient inscrits, et le Réglement permettait au rapporteur de se défendre ! Il n'en faut pas moins savoir gré à l'honorable académicien du moyen subtil qu'il avait imaginé, car nous devons avouer qu'il n'y avait pas *un mot de vrai* dans sa prosopopée, s'il eût été permis de mettre en doute la bonne foi d'un confrère... ; mais on pouvait parier cent contre un que personne ne s'en aviserait *tout haut*, et, pour le moment, il n'en fallait pas davantage. Le hasard le plus singulier avait réuni à l'Hôtel-Dieu, à la même époque et dans la même salle, deux malades du même nom et prénom ; une jeune fille de 18 ans (celle qu'on avait magnétisée et guérie) et une pauvre femme veuve, agée de 69 ans, qui fut expédiée assez diligemment pour l'autre monde ; saisissant tout ce qu'offrait d'avantageux cette légère déconvenue, notre cher professeur la mit à profit pour faire voir à ses confrères jusques où doit conduire le désir d'obliger ses amis.

tisme était indigne de l'attention de l'Académie, attendu qu'il ne produisait que des convulsions, l'épilepsie et l'hystérie; qu'on ne devait pas s'étonner du reste si quelques somnambules avaient donné des descriptions assez exactes de leurs organes thorachiques, parce que *les cuisinières en allant au marché ont souvent l'occasion de voir des cœurs de bœuf!...*

Nous ne pensons pas qu'il soit nécessaire de rappeler les arguments par lesquels MM. ORFILA, CHARDEL, MARC, ITARD, GEORGET, GUERSENT, LHERMINIER, HUSSON, rapporteur, combattirent les puissantes raisons de leurs confrères. On sait d'avance tout ce que pouvaient dire à l'appui de leurs opinions des hommes aussi distingués (1), mais nous de-

---

(1) Le laconisme du R. P. Scobardi peut sembler tout naturel à son traducteur, mais nous croyons, nous, que le public ne sera pas fâché de comparer le genre d'argumentation des deux partis opposés.

« Depuis quarante ans, le Magnétisme est étudié, pratiqué, propagé en France, et dans une grande partie de l'Europe, par une multitude d'hommes instruits et désintéressés qui en proclament la vérité, malgré les traits du ridicule dont on cherche vainement à les accabler. Chose bien étonnante! le Magnétisme n'est pas même connu de nom dans la classe ignorante; c'est dans la classe éclairée qu'il se soutient; ce sont des gens qui ont au moins reçu quelque éducation, qui ont pris en main sa cause; ce sont en partie des savants, des naturalistes, des médecins, des philosophes qui ont composé les nombreux volumes où

vons mentionner ici cependant que, lorsqu'on eut décidé que chaque membre écrirait son bulletin et le déposerait dans l'urne (ce qui n'avait

---

sont accumulés les faits qu'on peut aujourd'hui citer en sa faveur. Cependant on représente les magnétiseurs comme des ignorants, des imbécilles, dont le témoignage ne mérite aucune attention. Comment se fait-il alors que ces ignorants opèrent journellement la conversion d'hommes distingués, et que ceux-ci finissent, quand ils ont vu des faits, par devenir les plus zélés partisans d'une opinion si méprisable?... Il faut avouer qu'une erreur, qui se propage de la sorte contre le cours ordinaire des choses, suppose l'existence d'un nouveau genre d'hallucination dont il serait au moins très important d'examiner la cause.

» On crie au charlatanisme..., mais la conduite des magnétiseurs mérite-t-elle un pareil reproche ?.. Un charlatan se cache et fait mystère des moyens qu'il emploie; les magnétiseurs, au contraire, provoquent un examen et répètent sans cesse : Faites comme nous, et vous obtiendrez les mêmes résultats. Parmi ceux qui croient au Magnétisme, on ne trouve que des hommes qui ont vu, examiné et expérimenté; parmi leurs adversaires, on ne trouve guères que des gens qui nient *ce qu'ils n'ont pas vu*, ni *voulu voir*, etc. » GEORGET, séance du 26 avril.

Nous convenons très volontiers, cependant, que cette manière de discuter est fort inconvenante, car elle ne laisse aux adversaires que la ressource de ces lieux communs sur la cupidité, l'ignorance, le charlatanisme, l'immoralité, etc., dont on use sans pitié pour les auditeurs depuis que l'on veut éviter de répondre nettement.

(*Note de l'Éditeur.*)

pas encore eu lieu en matière de science), ceux de nos auxiliaires, qui ne se souciaient nullement des honneurs de la publicité, s'esquivèrent tout doucettement sous divers prétextes (un pansement, la migraine, une consultation, l'heure du dîner), ce qui n'empêcha pas qu'au dépouillement du scrutin il ne se trouvât une majorité de trente-cinq voix contre vingt-cinq en faveur de l'examen.

C'était beaucoup pour les magnétiseurs; mais nous avions du temps et des amis dévoués.

La Commission, nommée le 28 février par M. Désormeaux, président de l'Académie, fut composée de MM. Bourdois de la Mothe, Double, Magendie, Guersent, Laennec, Thillaye, Marc, Itard, Fouquier et Guéneau de Mussy.

M. Magendie s'était offert avec tant de grâce pour faire partie de la commission, que ses confrères le choisirent pour secrétaire tout d'une voix; or, dès que les premières expériences eurent prouvé qu'il y avait quelque chose de réel dans le Magnétisme (1), M. le secrétaire s'empressa de démontrer à la Commission qu'il était *inutile* de dresser des procès-verbaux dont le témoignage est quelquefois embarrassant. La discussion fut

---

(1) Ces expériences furent faites dans le local même de l'Académie, et présentèrent des résultats appréciables par des instruments de physique. (Voy. *Rapports et Discussions*, par M. Foissac et comp[e].) (*Note de l'Éditeur.*)

longue, orageuse, mais, s'il est vrai, comme le disait certain hérétique connu sous le nom du grand Frédéric, que Dieu soit toujours du côté des gros bataillons, il est également certain que dans les combats à coups de langue la victoire reste à ceux qui parlent le plus haut et le plus long-temps; nous l'emportâmes, et tout allait pour le mieux, lorsque M. Foissac (à qui l'on avait écrit que ces procès-verbaux étaient rédigés *avec une exactitude et une impartialité qui ne sauraient être soupçonnées*. (*Lettre* de M. Magendie à M. Foissac, du 22 mai 1826. Voy. *les Rapports et Discussions*, etc., p. 102), instruit par quelques faux frères de ce qui venait d'arriver, exigea que les démonstrations eussent lieu désormais chez lui, et que le procès-verbal de chaque séance fut signé de suite par tous les assistants. Ces précautions injurieuses blessaient tellement la dignité de M. le secrétaire, elles neutralisaient si bien sa bonne volonté qu'il ne put se résoudre à donner plus long-temps ses soins à l'examen du Magnétisme, et, sans envoyer sa démission, il cessa d'assister aux séances de M. Foissac.

Quelques mois après, la commission, ayant reconnu la nécessité de faire des expériences dans les hôpitaux, s'adressa à M. Pariset pour obtenir la permission de magnétiser les épileptiques de la Salpêtrière, et chargea M. Magendie, en sa double qualité de secrétaire et de médecin de cet hospice, de lui rendre compte des résultats. Tout autre que lui eut été fort embarrassé, car la position devenait délicate. En effet, s'il refusait nettement, il montrait ses intentions cachées ; et en acceptant il confirmait, par sa présence et par les procès-verbaux *exigés*, la réalité d'une découverte que nous voulions anéantir. Que faire?... Il ne répondit pas un mot à la lettre de la Commission, et se contenta, *six semaines après*, d'assurer verbalement au président (M. Bourdois de la Motte) qu'il donnerait à M. Foissac *toutes les facilités possibles* pour ses essais magnétiques. Celui-ci, ayant été prévenu de nos dispositions, se rendit à la Salpétrière le 3 janvier 1827. On commença par exiger qu'il n'y eut d'admis que les médecins et les élèves de l'établissement, et, s'il y avait lieu, un petit nombre de médecins étrangers ; que, sous quelque prétexte que ce fût, M. Foissac n'entrât à la Salpétrière à une autre heure que celle de ses expériences ; qu'il ne magnétisât que les malades au choix de MM. Pariset et Magendie, etc., etc. Ces préliminaires terminés, le magnétiseur crut qu'il ne s'agissait plus que de passer à l'application, mais c'était ici précisément que se trouvait le nœud gordien. Nous avions espéré que ce luxe de précautions contre *la supercherie*, finirait par faire perdre patience à M. Foissac, et l'engagerait à envoyer promener la Commission et les commissaires, ce qui nous conservait les honneurs du zèle infatigable, du dévouement sans bornes, de l'obligeance infinie, etc., qu'ont nécessairement tous les académiciens présents et à venir; mais rien de tout cela n'étant arrivé, force nous fut de démasquer nos batteries. Nous exigeâmes donc l'autorisation du Conseil-Général des Hospices qui la *refusait constamment*, *dans toutes les occasions*. M. Foissac ne s'attendait pas à cette petite escobarderie; néanmoins il conserva son sang-froid ordinaire, et s'efforça de prouver, à l'honorable professeur, que les médecins avaient toujours eu la permission de traiter les malades comme ils l'entendaient; que si l'on ne se faisait aucun scrupule d'employer les poisons les plus redoutables (ainsi que le fait M. Magendie lui-même), on ne devait pas craindre que de légères frictions, faites par une main bienveillante, causassent de *graves accidents*, ou fussent considérés comme des moyens *dangereux*. Tout cela était assez logique, sans contredit; mais il aurait pu continuer long-temps sur ce ton sans avancer plus vite. Le réglement à la main, nous nous en tînmes à la lettre QUI TUE et non à l'esprit qui vivifie. Ceci, pour le dire en passant, apprit à messieurs les magnétiseurs qu'il y a plusieurs sortes d'*action*, et que, si nous ne guérissions pas nos malades à l'aide de la morphine, de la strychnine, de l'acide hydro-cyanique et autres bagatelles de ce genre, du moins nous savions parfaitement empêcher nos confrères d'être plus heureux que nous.

Cinq ou six mois s'écoulèrent sans que MM. Chapelain, Dupotet et Foissac pussent surmonter les difficultés qui leur étaient opposées de toutes parts; mais au bout de ce temps, M. Fouquier, déjà convaincu par la guérison du cholérique cité plus haut (p. 45), et cédant aux sollicitations de ses confrères, ouvrit à M. Foissac l'entrée de son hôpital (la Charité); il lui laissa magnétiser huit ou dix malades, au nombre desquels se trouvaient un épileptique et un paralytique *incurables* qui revinrent à la vie comme par enchantement. Le dernier surtout, PAUL VILLAGRAND, étudiant en droit, sur lequel on avait épuisé la série des remèdes *héroïques*, éprouva dès la première fois (29 août 1827) les effets les plus salutaires. Le 25 septembre, mis en somnambulisme devant la Commission et tous les médecins qui suivaient les expériences, il dit que, si on faisait exactement les remèdes qu'il avait prescrits, il marcherait sans béquilles trois jours après; et cela eut lieu effectivement (nous l'avouons *in-petto*) en présence des commissaires de l'Académie, des internes, des externes, des infirmiers, des sœurs, du curé, des malades, en un mot de tout l'hôpital. Enfin le 11 octobre suivant, le damné somnambule annonça qu'il serait guéri à la fin de l'année... Guéri! Un paralytique incurable! Heureusement que peu de jours après, M. Fouquier, obligé de faire un petit voyage, demanda un congé à l'Administration et la permission de continuer des expériences qui promettaient un si beau résultat; mais le Conseil refusa tout net, aimant mieux se débarrasser de ses malades que de compromettre ses précédents. Les membres de la Commission, blessés au vif d'une pareille conduite, et sachant fort bien d'ailleurs quels étaient ceux de leurs confrères à qui ils en étaient redevables, décidèrent que l'on écrirait à MM. les administrateurs, au nom de l'Académie royale de Médecine dont ils étaient les délégués, pour demander qu'on leur permît d'examiner ce que pouvaient faire sur des moribonds quelques gestes à distance ou quelques frictions manuelles réunies à l'intention de guérir.

Voici la réponse du Conseil :

A Monsieur le docteur Bourdois de la Motte, président de la Commission du Magnétisme.

« Paris, le 10 décembre 1827.

» Monsieur,

» Le Conseil-Général des Hospices a entendu, dans sa dernière séance, la lecture de la lettre que vous lui avez adressée, sous la date du 3 de ce mois, relativement aux expériences commencées dans l'hôpital de la Charité, sur le Magnétisme.

» Le Conseil a pesé tous les motifs présentés dans votre lettre; cependant il ne peut consentir à ce qu'il soit fait dans les établissements confiés à sa surveillance, des expériences sur un traitement qui donne lieu depuis long-temps à des débats entre les hommes les plus instruits (1).

» En me chargeant, Monsieur, de vous faire connaître cette décision, le Conseil m'a invité à vous témoigner tous les regrets qu'il éprouve de ne pouvoir seconder, dans cette circonstance, les intentions des médecins éclairés qui composent la Commission que vous présidez.

» J'ai l'honneur d'être, etc.

» VALDRUCHE. »

Cette lettre est d'une telle importance comme document, que nous avons cru devoir la citer tout entière. Elle témoigne d'une manière si positive les intentions philanthropiques de MM. les membres du Conseil, elle démontre si admirablement leur capacité et leur bonne foi que toute réflexion serait inutile (2).

---

(1) Il paraîtrait, d'après cela, que tous les médecins sont parfaitement d'accord sur les avantages du feu, des poisons et de tous les remèdes dits *héroïques*, dont on fait usage dans les hôpitaux... Nous en faisons nos compliments sincères aux malades.

(*Note de l'Éditeur.*)

(2) En effet, puisque la question du Magnétisme *divise* les hommes les plus instruits, que peut-on faire de mieux que de défendre les expériences? Cela ne termine-t-il pas toute espèce de discussions?... Peut-être dira-t-on que les dissidents n'en seront pas plus avancés, et que si le gouver-

Depuis l'histoire de mademoiselle Paradis en 1774, nous savions parfaitement quelle était la suite de l'interruption d'un traitement magnétique. Plusieurs faits analogues se retrouvent dans les *Annales de la Société de Strasbourg*, et dans les ouvrages de M. de Puységur. Il était donc présumable qu'en suspendant les expériences de la Charité, Paul ne tarderait pas à retomber dans son premier état ; ainsi, par cette seule mesure, nous arrêtions à la fois la propagation du Magnétisme, les guérisons *scandaleuses* qui compromettaient la Faculté, et nous donnions le droit à tous nos affidés de répéter, d'affirmer, en sûreté de conscience, « que les magnétiseurs ne présentaient au- » cun fait authentique à l'appui de leurs asser- » tions. » Déjà nos prévisions se réalisaient ; Paul perdait chaque jour de ses forces ; les palpitations, les vertiges revenaient des plus belles ; quelques moments encore et le malade n'aurait eu besoin que de nos *oremus*... Mais quand M. Foissac vit qu'il n'y allait de rien moins que de sa fortune, de sa réputation et de la vie de Paul, il s'ingénia de telle sorte que, malgré tous les obstacles qui lui

---

nement avait le droit d'intervenir dans les questions scientifiques, le caprice d'un commis de bureau pourrait faire rétrograder l'esprit humain de quelques siècles. Voyez donc le grand malheur! Ne savons-nous pas depuis le vénérable abbé Eliçagaray que l'Etat a besoin de sujets religieux et *dociles* et non pas de savants ? »

furent opposés, il parvint à le faire sortir de la Charité, le 20 octobre, et le magnétisa tout à l'aise. Dès-lors, Paul revint à la santé aussi facilement que la première fois ; il présenta une série de phénomènes incroyables à MM. les commissaires, et, pour comble de disgrâces, il fut guéri complètement à la fin de l'année, ainsi qu'il l'avait annoncé (Voy. *Rapport* de M. Husson, p. 53). La Providence nous a servis *trente-deux fois* d'une manière si étonnante, qu'il ne nous est plus permis d'en désespérer, cependant nous pouvons dire qu'elle nous fait supporter, de temps à autre, d'amères tribulations!...

La nécessité de suivre cette relation importante pour l'histoire confidentielle du Magnétisme, nous a empêché de mentionner plus tôt M. A. DUPAU et ses *Lettres morales sur le Magnétisme animal* (1). Maintenant nous dirons que l'auteur, consulté par M. le docteur Alibert sur ce sujet, se proposait de lui démontrer :

1° Que le Magnétisme est un art tout fantastique, dont les procédés mystérieux n'ont de pouvoir que sur les esprits malades, et qui, par une

(1) *Lettres physiologiques et morales sur le Magnétisme animal, contenant l'Exposé critique des Expériences les plus récentes, et une Nouvelle Théorie sur ses Causes, ses Phénomènes et ses Applications à la Médecine, adressées à M. le Professeur Alibert*, etc., par J.-A. Dupau, D.-M. In-8°. 248 p. Paris, 1826.

singulière vertu, enveloppe dans le même voile d'erreurs ses propagateurs et ses dupes ;

2° Que cet art compromet la santé des individus, la morale publique et la sûreté des familles ;

3° Que l'histoire du somnambulisme magnétique a plus ajouté de mensonges et d'erreurs que toute l'antique magie avec ses amulettes et ses enchantements ;

4° Que les magnétiseurs empruntent la baguette du magicien, les charmes de la sorcellerie, et qu'ils profanent les saintes pratiques de la religion.

Tout cela est excellent, *très moral* sans contredit, et le zèle d'un médecin de Paris, pour les pratiques religieuses, est des plus édifiants ; mais, comme le dit si bien le grand Bossuet, l'enfer est *pavé* de bonnes intentions. Pourquoi l'auteur, au lieu de suivre l'exemple des abbés Fustier et Wurtz, a-t-il voulu faire l'érudit à la façon de ses prédécesseurs Thouret, de Montègre et Virey? On pouvait, à la rigueur, excuser les imprudences de ceux qui ont entamé la discussion, car le zèle le plus ardent a besoin d'être éclairé ; on ne connaît pas toujours suffisamment les ressources de ses adversaires ; mais se présenter dans le moment le plus opportun, se vanter de traiter la question *ex-professo* et montrer à chaque phrase une ignorance complète du sujet ; prendre le baron d'Hénin pour modèle, entasser, comme lui, les dénégations et les aveux les plus positifs dans la même page, dans le même alinéa; qualifier les phénomènes de fantastiques, et les attribuer à cinquante-cinq causes différentes (1), c'est com-

---

(1) Nous avons eu la curiosité de vérifier les assertions du R. P. Scobardi, et nous sommes forcés d'avouer qu'elles sont parfaitement exactes. Voici un aperçu de la *Nouvelle Théorie* de M. le docteur A. Dupau sur les causes des effets magnétiques :

1° Le mystérieux des procédés, p. 1, 2, 5. — 2° L'imposition des mains, p. 5. — 3° La vue des objets *consacrés*, p. 5. — 4° Les influences morales, p. 6, 175. — 5° Le trouble de l'organisation par la réaction morale, p. 7. — 6° Les douces paroles, p. 11, 109. — 7° Les légers attouchements, p. 11, 16. — 8° Certains signes, p. 16. — 9° *La nouveauté des costumes*, p. 19. — 10° Un langage *inconnu*, p. 16. — 11° Le système nerveux du malade, p. 16. — 12° L'imagination, p. 16, 83. — 13° Les procédés particuliers, p. 24. — 14° Un langage mystique, p. 24. — 15° Le baquet, p. 36, 105. — 16° L'attente du merveilleux, p. 37. — 17° L'impression profonde du système nerveux, p. 37. — 18° La croyance du magnétiseur à l'aimant animal, p. 59. — 19° Les dispositions morales et nerveuses des malades, p. 64, 116, 175. — 20° Les émanations du magnétiseur, p. 74, 152. — 21° L'*exaltation* ou l'*abolition* de la sensibilité générale ou de quelques organes du malade, p. 79. — 22° L'imitation, p. 88. — 23° Les fascinations, p. 93. — 24° Les surprises des magnétiseurs, p. 93. — 25° Les dispositions cataleptiques des malades, p. 97. — 26° L'état de maladie des magnétisés, p. 99. — 27° L'influence sexuelle, p. 103. — 28° La crédulité, p. 65, 111. — 29° Les paroles *mystérieuses*, p. 104. — 30° La lecture des ouvra-

promettre ses amis et s'ôter toute espèce de droit à leur protection.

Un mois après (février 1826), M. Bertrand pu-

---

ges extraordinaires et bizarres, p. 104. — 31° La vue d'objets nouveaux et *redoutés*, p. 104. — 32° Le ton *mystique* et grave du magnétiseur, p. 104. — 33° L'appareil du magnétiseur, p. 104. — 34° L'air de confiance qu'il *affecte*, p. 104. — 35° Les arbres magnétisés, p. 105. — 36° Les gestes magnétiques, p. 105. — 37° La musique instrumentale, p. 105. — 38° Une certaine fixité d'idées chez le malade, p. 107. — 39° Une concentration morale et profonde, p. 107. — 40° Le contact sur le cerveau et l'estomac, p. 107. — 41° La continuité des mêmes gestes, p. 107. — 42° Le souffle sur la figure ou sur la partie malade, p. 109. — 43° Les manières insinuantes du magnétiseur, p. 109. — 44° La présence de l'objet magnétisé, p. 110. — 45° La présence du magnétiseur, p. 110. — 46° La volonté, p. 110. — 47° Les baguettes, p. 111. — 48° La chaîne magnétique, p. 111. — 49° L'enthousiasme des malades, p. 111, 116. — 50° Le cerveau plus ou moins malade des magnétisés, p. 116. — 51° *Le soir* et *un lieu peu éclairé*, p. 126. — 52° La fixation du jour et de l'heure des attaques, p. 160. — 53° Le tempérament *mélancolique* du malade, p. 174. — 54° L'imagination *ardente*, *id.*, p. 175. — 55° La commotion des forces morales et nerveuses, p. 179.

Il est à regretter que M. Alibert n'ait pas compris toute la profondeur de ces aperçus, quelle foule de verités nouvelles il en aurait fait jaillir! Nous espérons que le lecteur pourra facilement réparer cette omission, en comparant entre eux les trois résumés : Thouret, Virey et Dupau, (*Voy*. p. 20, 42 et 72.) (*Note de l'Editeur.*)

blia son ouvrage, intitulé : *Du Magnétisme animal en France*, etc. (1). Muri par trois années de réflexions, l'auteur laissa de côté les précautions oratoires, et dit tout nettement qu'il avait écrit son livre pour prouver que le Magnétisme était *une chimère*. Il avoua cependant que tous les faits de guérisons et de somnambulisme étaient *réels* ; mais il soutint qu'il ne fallait en accuser que l'imagination des magnétisés. Cette assertion burlesque, renouvelée des commissaires de 1784, aurait pu être utile à M. Bertrand, s'il eût débuté par là en 1819; mais ce n'était pas à l'auteur des *Conférences publiques sur le Magnétisme*, et surtout à une conversion opérée par le dépit et l'amour-propre (2) que nous pouvions payer

(1) *Du Magnétisme animal en France, et des Jugemens qu'en ont porté les Sociétés savantes*, etc., par M. Alex. Bertrand, D.-M. In-8°. 539 p. Paris, 1826.

(2) Nous savons, d'une manière positive, que M. Bertrand fut extrêmement piqué de n'avoir pas été choisi par ses confrères pour les expériences que l'on fit à l'Hôtel-Dieu en 1820. On l'y appela cependant, mais comme témoin, et M. Husson, ainsi que tous les médecins cités dans ses procès-verbaux, virent avec étonnement que l'ex-professeur de Magnétisme ne trouvait jamais dans les faits les plus positifs, que des sujets de doute et de contestation. Ces dispositions salutaires furent mises à profit; on causa confidentiellement avec M. Bertrand,...... de telle sorte que, dans un *Traité du Somnambulisme* qu'il publia en 1823 (in-8°, 519 p. Paris, chez Dentu), non-seulement il garda

le tribut réservé à tous nos serviteurs. Ajoutons qu'à l'imitation de M. de Montègre, l'ancien élève de l'Ecole polytechnique disait tout le mal possible du Magnétisme, et ne laissait pas d'en faire usage dans sa pratique médicale, ce qui est souverainement déplacé (1).

Parmi tous les ouvrages qui parurent sur le Magnétisme dans cette année maudite (1826),

---

le silence le plus absolu sur tout ce qui s'était passé dans les hôpitaux de Paris pendant les deux années précédentes, mais il tourna en ridicule ou révoqua en doute les faits rapportés par les magnétiseurs les plus considérés, et tout ce qu'ils ont dit sur les diverses facultés des somnambules.

(1) *N.-B.* L'ouvrage de M. Bertrand est terminé par une analyse rapide et fort exacte des *Lettres morales* de M. A. Dupau. L'auteur démontre que son confrère n'a pas la plus légère connaissance du sujet qu'il traite avec de si hautes prétentions, et que ce travail n'a aucune espèce de valeur scientifique, etc. Nous sommes parfaitement de son avis; mais nous ne pouvons nous empêcher, en même temps, de faire remarquer l'aveuglement risible de ces savants orgueilleux qui n'aspirent à rien moins qu'à diriger l'opinion publique, et qui, divisés entre eux, n'étant soumis à aucune autorité, n'ayant ni lien, ni but, donnent au monde le spectacle pitoyable de leurs disputes quotidiennes ! Que l'on nous cite un fait de ce genre arrivé parmi nous,.... à moins toutefois qu'il n'ait été jugé nécessaire pour détourner l'attention publique d'objets plus importants !

nous avons à citer la 2e et 3e édition des *Expériences de l'Hôtel-Dieu*, par M. Dupotet, un nouveau journal du Magnétisme, intitulé : *l'Hermès*, continuation des *Annales et de la Bibliothèque du Magnétisme*, et surtout un *Recueil de toutes les Cures opérées en France depuis Mesmer jusqu'à nos jours* (1). L'un de ces fanatiques que rien ne rebute, s'est amusé à choisir dans trois ou quatre cents ouvrages qui ont été publiés sur ce sujet les exemples des guérisons des diverses maladies, et à les classer de manière à ce que l'on puisse consulter son livre comme un dictionnaire. Notez que ne pouvant citer qu'un petit nombre de faits semblables, l'auteur a eu la malice de préférer ceux qui ont été opérés, vérifiés ou rapportés par des médecins, et qu'enfin toutes les fois que l'occasion s'en présente, il montre que le Magnétisme agit également sur des malades des deux sexes et de tout âge, ce qui détruit de fond en comble les plaisanteries si aimables des beaux esprits de salon, des médecins, des journalistes, etc. Comme ces extraits, d'une fidélité désespérante, ne sont accompagnés d'aucune déclamation sur les

(1) *Exposé des Cures opérées en France par le Magnétisme animal, depuis Mesmer jusqu'à nos jours* (1774—1826), *ouvrage où l'on a réuni les attestations de plus de deux cents médecins tant magnétiseurs que témoins, ou guéris par le Magnétisme*, par M. S. (Mialle). 2 vol. in-8°, 1826. Paris, chez Dentu.

questions qui intéressent la politique, la religion, la morale, et qu'on ne peut attaquer l'auteur sous aucun de ces rapports, nous pensons que l'*Exposé des Cures* devrait être mis à l'index, ou du moins signalé comme un livre extrêmement dangereux.

Après tout ce que nous venons de rapporter sur l'Académie de Médecine, les expériences faites dans les hôpitaux, et la rage de propagande des magnétiseurs, on comprendra facilement que chaque jour rendant cette lutte plus difficile, il fallait, pour la terminer, recourir désormais à d'autres moyens que les intérêts chétifs de quelques corps savants ou d'une science purement conjecturale. Cette fois, nous mîmes en question l'ORDRE SOCIAL tout entier, et nous invitâmes M. M. de la Marne, l'un des rédacteurs de *l'Eclair*, journal religieux fort à la mode, à faire de son mieux pour amener le gouvernement à nous prêter son appui (1).

(1) Mgr. l'évêque de Moulins s'était chargé de nous préparer les voies dans son *Mandement pour le Jubilé*. Autrefois, dans ces sortes d'écrits, on prêchait la prière et la pénitence; maintenant on fait de la médecine, de la politique, et l'on recommande au besoin tels ou tels candidats pour les élections. Il faut bien s'aider un peu des circonstances.

Voici en quels termes Mgr. catéchise ses ouailles:

« Pour terminer la tâche de pasteur vigilant qui nous reste à remplir, nous nous élèverons contre ces ténébreu-

Jamais confiance ne fut mieux placée. L'*étude raisonnée du Magnétisme* sera toujours, quoiqu'on

---

ses inventions, ces mystérieuses découvertes de prétendus savants modernes, *adeptes de matérialisme* et *corrupteurs de la morale*, si bien accueillis à l'époque où se préparait notre malheureuse révolution, et dont on cherche à renouveler le scandale. Nous signalerons particulièrement cette science funeste du Magnétisme animal, dont la seule dénomination caractérise si bien l'immoralité de ceux qui la professent, la pratiquent et s'efforcent de la propager; *science perturbatrice*, et dont l'effet est de mettre *le désordre* dans toutes les facultés physiques et morales de l'homme.

» Ne sommes-nous donc pas autorisés, N. T. C. F., à vous prémunir contre ces pratiques ténébreuses si favorables *à l'illuminisme* qui s'en empare, et que réprouvent *le bon ordre* et la morale publique? Et quelle est donc l'utilité d'une science qui a pour but de réaliser sur l'espèce humaine le phénomène vrai ou faux rapporté par des naturalistes, de l'irrésistible influence qu'exerce cet être dégoûtant qui se nourrit dans la fange, sur le frêle oiseau dont les accents ont tant de charmes, et que, par *la lubricité de ses regards*, il engage dans une sphère d'attraction qui maîtrise tellement l'innocente victime, qu'insensiblement elle se rapproche, bat des aîles, et toute palpitante, vient se jeter dans *le gouffre* qui l'engloutit. »

On nous assure que les pénitentes de Mgr. furent transportées d'admiration à la lecture de ce dernier paragraphe. Quelle image neuve, hardie et pittoresque tout à la fois! On disait bien avant la révolution: La lubricité des moines, mais *celle d'un crapaud!*.... Personne ne s'en était encore avisé.

ait pu faire et dire, un modèle à présenter aux novices de la Très Sainte Congrégation (1), l'auteur passe alternativement en revue Mesmer, les procédés magnétiques, les somnambules, M. Deleuze, et l'Académie de Médecine, avant d'aborder l'objet principal, LA PROSCRIPTION DU MAGNÉTISME. Ce plan est simple, large et parfaitement rempli. Demande-t-on ce qu'était *Mesmer* ?

« C'était un homme profondément *impie*, que des historiens d'une véracité non suspecte (l'auteur se garde bien de les nommer, et pour cause) représentent comme initié aux plus infâmes mystéres de l'illuminisme ou de la Franc-Maçonnerie... Ce fut lui qui commença les sortiléges de la magie somnambulique (*Voy*. pag. 5). »

En quoi consistent les procédés magnétiques ?

« Supposez une réunion de personnes instruites ou non instruites de l'existence de la magie magnétique. Un homme qui en connaît les mystérieuses opérations, et qui s'y est fait initier, se présente ; il veut mettre en pratique sa science occulte. Pour cet effet, sont à sa disposition plusieurs moyens que, au besoin, il peut employer successivement. Il s'avance devant une des per-

---

(1) *Étude raisonnée du Magnétisme, et Preuves de l'Intervention des Puissances infernales dans les Phénomènes du Somnambulisme magnétique*, par M. M. de la Marne. In-8°, 32 p. Paris, 1828.

sonnes assemblées, jette sur elle un regard, ou exhale un souffle de sa bouche, ou fait un signe magique, ou passe ses mains sur le corps qu'il veut ensorceler, ou enfin s'arrête, immobile, pour invoquer mentalement la puissance magnétique... Lorsque cela réussit, la personne magnétisée est comme endormie presque subitement (p. 7). »

Comment vérifie-t-on le sommeil de l'ensorcelé?

« On l'interroge à grands-cris, on l'accable d'injures, on l'outrage avec toute l'insolence imaginable ; elle ne donne pas le moindre signe d'audition. On tire à ses oreilles des armes à feu, on la frappe violemment, on lui présente sous l'organe de l'odorat un vase rempli d'ammoniaque concentrée, on perce ses membres de pointes de fer, on y applique le plus cuisant moxa, on les déchire, on les brûle ; il ne se manifeste pas le moindre signe de sensibilité (p. 7). »

Ce tableau est un chef-d'œuvre d'adresse ; il fait planer sur la tête des magnétiseurs toute la reconnaissance que ceux-ci doivent à leurs adversaires. En effet, ce que l'on vient de lire a été recueilli *séparément* dans les expériences faites par les médecins de nos hôpitaux, en tête desquels il faut placer M. Récamier.

En citant les caractères divers du somnambulisme d'après M. Deleuze, notre rédacteur ajoute : « On sourira sans doute en remarquant avec quel embarras, avec quelles inquiètes précautions, l'*initié confondu* a publié les lignes que nous venons de transcrire et que lui arracha la vérité..... Mais il est une réflexion qu'il ne faut pas perdre de vue : c'est qu'il eut été bien pénible pour M. Deleuze d'avouer qu'il remplit sur la terre le rôle d'*un adepte des puissances infernales* (p. 11). »

Ici nous sommes obligés de dire que le R. P. Provincial, consulté sur l'effet de cette tirade, fit observer à M. de la Marne que le nom de M. Deleuze n'ayant jamais été prononcé qu'avec respect, même dans les discussions les plus violentes de l'Académie de Médecine, il serait peut-être imprudent de vouloir aller plus loin que l'honorable M. Double. En conséquence, l'anté-magnétiseur ajouta en note le correctif suivant :

« Qu'on se garde bien de s'imaginer pourtant que M. Deleuze soit un de ces magiciens, *insignes scélérats*, qui se sont livrés sciemment aux démons (comme les Puységur, les Abrial, les Redern et tous les médecins de nos jours, les Husson, les Rostan, les Georget, les Despine, etc.)... Plusieurs faits nous autorisent à penser que M. Deleuze sert, sans le savoir, d'instrument à l'enfer et n'ensorcèle jamais personne avec des intentions dont il ait à rougir. »

Assurément la réparation était complète ; mais les savants français ont une telle dose d'amour-propre que rien ne peut les contenter. Celui-ci ne consentit à rester en repos qu'après avoir répondu à M. de la Marne à sa manière accoutumée, c'est-à-dire avec une dignité, une politesse et une logique désespérantes (1).

Comme il était essentiel de paralyser d'avance l'effet du Rapport de la Commission, nous avions recommandé l'Académie de Médecine à tous les soins de l'auteur.

« Depuis long-temps abattue devant la certitude et la multiplicité des phénomènes, c'est à peine si elle ose prononcer le mot *Magnétisme*, tant elle se sent défaillir, à la pensée des sortiléges somnambuliques! tant elle redoute le foudroyant aveu de l'existence d'une région habitée par des génies en communication avec la terre! Aux questions des magnétiseurs, elle ne répond que par le silence de l'embarras et de la honte. Son matérialisme invétéré, *sa haine contre les croyances catholiques* lui ferment la bouche. Plusieurs de ses membres poussent même *la déraison* jusqu'à sou-

(1) Voy. *Lettre à M. M. de la Marne, etc., en réponse à l'écrit qu'il vient de publier sous le titre d'*Etude raisonnée du Magnétisme animal; par M. Deleuze. (Insérée dans l'*Hermès,* journal du Magnétisme, t. III, p. 233. 1828.)

Le même journal renferme une *Epître à M. de la Marne* sur le même sujet, par le fameux romancier Pigault-Lebrun. On y retrouve l'esprit, la gaîté et la verve habituelles de cet auteur; mais dégagées de cette licence d'expression dont la plupart de ses ouvrages sont remplis. (*Voy.* t. III, p. 188.)

(*Note de l'Editeur.*)

tenir qu'il faut bien se garder de tout examen au sujet des phénomènes magnétiques. Quels savants! S'imaginent-ils donc que la vérité finira par se cacher et rester muette derrière leur philosophisme confondu? (P. 17.) (1). »

Après avoir démontré *l'intervention de l'enfer* dans les phénomènes magnétiques (chap. IV, p. 18) à l'aide des anciens et des modernes, tels que Balthus, Collet, etc., et surtout d'un exorcisme fait à la COCHINCHINE, l'an de grâce 1738, notre démonographe arrive enfin au chapitre V, intitulé : *Du Devoir pour les Gouvernements de proscrire le Magnétisme* (p. 50).

Voici comment il traite cette grande question :

« S'il est vrai que le plus grand devoir, que la suprême obligation de toute autorité humaine soit de servir et de défendre les intérêts augustes

---

(1) Il n'y a qu'une contradiction apparente entre le reproche adressé par M. de la Marne à tous les Académiciens, et les efforts que la Congrégation a fait elle même pour repousser cet examen. *Les bons pères* sont toujours conséquents; de quoi s'agissait-il? De réussir, n'est-ce pas? que faire pour cela? Proscrire d'abord; en cas de non succès, abandonner leurs auxiliaires, changer cent fois de couleurs, de camp et de raisons jusqu'à ce qu'ils fussent parvenus à leur but. Que l'on juge maintenant s'ils s'en sont écartés!

(*Note de l'Editeur.*)

de la religion, est-il permis à des princes catholiques de tolérer dans leurs états l'exercice d'un art ténébreux, inventé par le génie du mal pour ébranler *la foi* des peuples aux miracles émanés du ciel, faciliter l'assouvissement des plus abominables désirs, miner ainsi *les croyances* et *les mœurs* conservatrices de l'ordre social, et préparer au monde de lamentables catastrophes? N'y a-t-il donc pas de graves dangers à laisser évoquer parmi les hommes des êtres d'une nature complètement perverse, des instigateurs de vices et de crimes? Qui sait combien de *malheurs*, de *forfaits* le Magnétisme a déjà pu causer au milieu de nous? Quelle puissance pour des hommes *abrutis*, pour des énergumènes de l'*impiété*, pour des Séïdes de l'*anarchie* que celle de découvrir surnaturellement les secrets *des familles* et *des Etats*!... (P. 31 et 32) (1).

Pouvait-on faire mieux pour obtenir main-

---

(1) Pour peu que l'on soit instruit des choses de ce monde périssable, on sait que les savants ne cèdent jamais qu'à des démonstrations positives; encore faut-il revenir à la charge fréquemment. Lors donc que l'on ne peut donner de ces raisons qui saisissent leur homme à la gorge, selon l'expression de Madame de Sévigné, ne doit-on pas employer des arguments plus solides? Une lettre de cachet, une ordonnance royale, une destitution, etc. Cela coupe court à tous les bavardages et les amis de l'Ordre (ceux qui tiennent) peuvent se donner le

forte du gouvernement? Assurément non; et si S. M. (Charles X) n'avait pas eu l'idée de consulter son médecin à ce sujet, nous l'emportions; mais celui-ci (M. Alibert, que le ciel confonde!), malgré tout ce que lui avait soufflé le cardinal de Latil, ne cessa de répéter au trop crédule monarque : que le plus grand de tous les malheurs était d'appeler le sophisme au secours de la force; que la puissance ne remplaçait jamais la logique; et que si le Magnétisme était réel, tout ce que l'on ferait pour l'anéantir ne servirait qu'à couvrir de *ridicule* ou d'*opprobre* ceux qui seraient assez insensés pour l'entreprendre. Ce langage si peu courtisanesque fit une telle impression sur S. M. que rien ne put la déterminer à nous rendre le léger service que nous lui demandions.

N'ayant pu réussir de ce côté, il fallut revenir aux commissaires de l'Académie royale de Médecine, et chercher à les diviser le mieux possible, afin de retarder le Rapport si impatiemment attendu. Grâces aux intelligences que nous avions dans la place, peut-être aurions-nous été plus heureux que par le passé, si l'un de ces accidents que toute la sagesse humaine est inhabile à pré-

---

plaisir indicible de porter à leurs adversaires bâillonnés toute espèce de défis. *Répondez donc..... Qu'avez-vous à dire?... Voyez, Messieurs; ils se taisent.... Ils sont confondus, anéantis.*

(*Note de l'Editeur.*)

voir n'était venu déjouer nos projets encore une fois.

Une dame de Paris, âgée de soixante-quatre ans, affligée depuis long-temps d'une glande cancéreuse au sein droit et n'ayant pu obtenir aucun soulagement de la médecine ordinaire, se confia aux soins du docteur Chapelain. Celui-ci la magnétisa, la rendit somnambule et la soulagea d'une manière remarquable, mais la maladie avait fait déjà tant de progrès qu'il fallut recourir à l'extirpation. M. Chapelain conçut alors l'idée de profiter du pouvoir qu'il avait sur cette dame à l'aide du Magnétisme pour paralyser sa sensibilité pendant l'opération, et lui éviter ainsi les douleurs atroces qui devaient en être la suite. M. Jules Cloquet se prêta volontiers à cette expérience, bien convaincu du reste que la malade s'éveillerait au premier coup de bistouri. Néanmoins quand le moment fut arrivé (le 12 avril 1829), ce chirurgien célèbre vit avec un étonnement inexprimable cette femme, affaiblie par l'âge et les souffrances, rester *impassible* sous le couteau qui la disséquait vivante! L'opération dura dix à douze minutes, et, pendant ce temps, aucun mouvement dans les membres ou dans les traits, aucun changemeut dans la respiration, ni dans la voix, ni dans le pouls, ne se manifestèrent. (*Archives générales de Médecine*, t. xx, mai 1829, p. 131 et suiv.) Quatre jours après, le 16 avril, M. J. Cloquet s'empressa de communiquer à l'Académie de Médecine ce fait *unique au monde*, pensant qu'on lui saurait quelque gré de l'avoir recueilli, mais le baron Larrey, qui n'avait pas encore oublié l'affaire Blanchard (Voy. plus haut le fait rapporté p. 40), ni la jambe que M. de Puységur lui avait escamotée, M. Larrey, soutenu de MM. Lisfranc, Hervez de Chégoin, etc., s'efforça de prouver que le fait rapporté par M. J. Cloquet *était des plus ordinaires*, et qu'il en avait observé fréquemment de semblables sur les soldats aux ambulances et dans les hôpitaux (On voit que l'honorable académicien confondait, avec beaucoup d'adresse, deux choses entièrement différentes, savoir: le courage ou la volonté de surmonter la douleur et l'*absence complète de toute douleur*). Puis, regrettant vivement que son confrère put croire à l'influence magnétique, qu'il se fut laissé induire en erreur *par de pareilles jongleries*, il termina en disant que madame Plantain, parfaitement connue, riche, considérée, mère de négociants estimés, n'était qu'une *commère des somnambuliseurs* (1).

---

(1) Quoiqu'il semble difficile de pousser aussi loin le mépris des convenances et le cynisme des expressions, nous sommes forcés d'avouer que M. le baron Larrey a été surpassé par un de ses confrères, M. Moreau. Celui-ci, dans la séance du 14 janvier 1827, a traité madame Plantain de *farceuse*. On ne dirait certainement pas mieux dans les ruisseaux des halles. (*Note de l'Editeur.*)

Malgré l'éloquence sous-dragonniène du préopinant, l'observation de M. Jules Cloquet, répétée par tous les journaux de l'Europe, fit une telle impression sur l'esprit des commissaires, qu'ils résolurent de poursuivre leur entreprise. La réorganisation de l'Académie qui eut lieu à cette époque, la révolution de juillet (c'était la cinquième), la certitude d'une opposition formidable, rien ne les en détourna. Cinquante-sept ans de combats et de veilles pénibles ne purent nous éviter la douleur et la honte d'entendre proclamer le 28 juin 1831, dans le sein du premier corps médical de la France, « que le Magnétisme » et tous ses phénomènes étaient RÉELS, INCON» TESTABLES, et que l'Académie devait encourager » les recherches sur cette branche TRÈS CURIEUSE » de la psychologie et de l'histoire naturelle. » *Vanitas vanitatum et omnia vanitas!*

Il faut rendre justice, quand cela peut être utile, même à des médecins français. Nos auxiliaires ne perdirent pas courage, et c'était beaucoup en pareille occasion! M. BOISSEAU commença d'abord par demander une seconde lecture du Rapport « pour bien connaître et pour pouvoir réfuter *les* » *miracles* dont il était rempli. » M. Husson ne tenant pas du tout à l'honneur de mourir d'une hémathémèse (1) en pleine Académie, s'excusa sur

(1) Vomissement de sang.

la fatigue d'une pareille corvée. Quelques membres réclamèrent l'impression; mais M. Castel s'y opposa formellement, parce que, dit-il, « si la » plupart des faits mentionnés dans le Rapport » étaient réels, ils détruiraient *la moitié* de nos » connaissances physiologiques. » (L'honorable docteur n'est pas du nombre de ceux qui disent : Vive la vérité, *quand même !*) Que faire cependant ! et comment discuter le travail de la commission sans l'avoir présent à l'esprit ou du moins sous les yeux ? Chacun criait de son côté ; vingt avis opposés étaient offerts à la fois. Tout à coup :

De la discussion effet prodigieux !...

Une idée lumineuse jaillit du cerveau de M. Roux : — Je propose un terme moyen. » (Le plus profond silence s'établit.) Entendons-nous, messieurs. Notre confrère veut-il renarrer son Rapport? —*Non*, dit celui-ci.—Vous refusez-vous à l'impression ? — *Oui*, répétèrent ceux-là. — Eh bien !... alors... pour lors... je pense que... je crois que... je demande que... — Quoi ? fit l'Assemblée. — *L'Autographie.* (Explosion générale, bravos, témoignages de satisfaction, poignées de main, etc.) Que l'on médise encore du juste-milieu (1)!

(1) Le procédé *Roux*, si remarquable par son innocuité apparente, nous fut cependant fort utile. 1° Il nous fit gagner du temps; 2° il amortit l'effet qu'avait produit M. Husson sur beaucoup de ses confrères; 3° il évita le

Quand les premières angoisses furent un peu calmées, nous convoquâmes généralement tous les académiciens qui nous avaient secondés pendant le cours de la session. M. Double porta la parole, et nous pesâmes en famille les avantages et les inconvénients d'une discussion publique. Pour la première fois de leur vie, dit-on, tous nos médecins furent du même avis (il ne s'agissait pas d'une consultation ordinaire); ils convinrent que, puisqu'on ne pouvait discuter les expériences sans attaquer les lumières ou la moralité des commissaires, ce qui était contraire aux usages reçus, il n'y avait rien de mieux à faire qu'à détourner l'attention de l'Académie de cet objet; et qu'en cessant de s'en occuper, il était possible qu'un jour à venir tout le travail de la Commission fût en pure perte, et même considéré comme non avenu (1).

---

mal de la publicité; et enfin, 4° il substitua à la typographie si rapide, si élégante, un procédé très long, très imparfait à cette époque, qui rendait la correction des épreuves à peu près impossible et la lecture très fatigante.

(1) Parmi les autres motifs qui furent allégués, il faut compter surtout la résurrection inopinée de cette fille Samson qui avait servi aux expériences de l'Hôtel-Dieu, en 1820, et que M. Récamier avait tuée si à propos en pleine Académie le 24 février 1826. Qui le croirait! Vers la fin de cette même année, le Magnétiseur et *la défunte*

Un malheur n'arrive jamais seul, dit le Sage. L'exemple fatal donné par M. Husson, en 1820, amena les expériences de la Salpétrière ; celles-ci produisirent l'article *Magnétisme* de M. Rostan qui engendra le *Mémoire* Foissac, qui fit naître la

---

se rencontrèrent face à face au milieu de Paris ! D'autres se seraient félicités de se revoir bien portants, et après les compliments d'usage, chacun aurait été vaquer à ses affaires ; mais M. Dupotet ne se contenta pas de si peu ; il se hâta d'apprendre à M. Husson ce qui venait de lui arriver. Soudain *MM. Bricheteau* et *Patissier*, témoins des expériences de l'Hôtel-Dieu, furent invités à constater l'identité du sujet ; ceux-ci reconnurent et *signèrent* :

1° que la fille Samson, *morte* en 1821 dans les mains de M. Récamier, était encore vivante en 1826, ce qui n'était jamais arrivé à aucun des patients de l'illustre professeur ;

2° que le séjour du tombeau n'avait produit en elle d'autre changement qu'une amélioration *notable* dans la santé.

Après un pareil contre-temps, on voit que si le bon docteur eût assisté à la discussion du Rapport, *la congestion faciale* serait revenue. On n'aurait pas voulu comprendre qu'un praticien aussi expérimenté eût pu confondre une femme de soixante-neuf ans avec une jeune fille de dix-huit ; sorte d'erreur dont le dernier étudiant du quartier Latin serait incapable... En examinant sa conduite à l'Hôtel-Dieu, au Conseil-général des hospices, à l'Académie, on aurait peut-être trouvé d'autres motifs de suspicion, tout cela eût été embarrassant, et ce fut pour éviter ce malheur, autant que par dévouement à la science et à la morale, que M. Récamier garda la chambre et ne souffla pas le mot.

Commission de l'Académie de Médecine, qui donna lieu au *Rapport* maudit de 1831, lequel conduisit tout naturellement un étudiant en médecine à prendre le Magnétisme pour sujet de sa *Thèse* inaugurale (1). *O tempora! o mores!* Tous les foudres de la Faculté devaient tomber à la fois sur le téméraire coupable d'une telle profanation!..... Mais l'assurance du récipiendaire paralysa les examinateurs, le docteur Fillassier sortit triomphant de l'Ecole de Médecine; sa thèse, remplie des faits les plus étonnants, eut un succès inouï; l'édition fut épuisée en quelques semaines, et les exemplaires qu'on en trouve se paient aujourd'hui au poids de l'or, ce qui n'est encore arrivé, que nous sachions du moins, à aucun des nombreux chefs-d'œuvre de MM. les professeurs.

N'ayant jamais cessé de croire à la fortune et convaincus de la justice de nos prétentions en tout état de cause, nous cherchâmes quelqu'un pour relever notre parti, fort affaibli depuis le Rapport de M. Husson. Il ne s'agissait plus de ces critiques payés à tant la page, qui se passionnent à commandement et qui font *de l'Autel et du Trône* en sortant de dîner chez Véfour; il nous

(1) *Quelques Faits et Considérations pour servir à l'Histoire du Magnétisme animal*; thèse présentée à la Faculté de Médecine de Paris, le 30 août 1832, par Alfred Fillassier, D.-M. In 4°. 92 p.

fallait un homme adroit, ambitieux, capable de démentir les vérités les mieux démontrées et de renouveler l'exemple de cet honnête magistrat à qui deux lignes d'écriture suffisaient pour faire pendre son homme. Notre heureuse étoile (la maison de Saint-Acheul) nous indiqua M. Dubois (d'Amiens).

Jusqu'à ce jour tous nos auxiliaires, les Virey, les Bertrand, les Dupau, etc., avaient manifestement compromis nos intérêts par certaines concessions maladroites; celui-ci, digne en tout de l'époque (1), jugea que le temps des ménagements était passé, et qu'avec un adversaire dangereux l'on ne pouvait aller trop vite en besogne. Il s'attacha donc comme un vampire au Rapport de M. Husson, et de crainte que l'on ne se méprît sur ses intentions, il commença de la sorte : « J'ai *lu* » et *vu* les œuvres des magnétiseurs, et je me dé- » clare en état d'hostilité contre eux; j'ai lu et » médité le Rapport de la Commission, et j'ai été » *révolté* de voir la réputation de tant de graves » personnages compromise par d'*indignes jongle-* » *ries* (p. 5). » Voilà qui est net et positif. Si le lecteur désire savoir pourquoi M. Dubois regarde la chose de cette manière, sa réponse est

(1) Tout le monde connaît cette définition du but social par l'un des ex-présidents du Conseil des ministres : *Faire sa fortune et n'être pas pendu.*

toute prête : « C'est que le Magnétisme a été » jugé, en 1784, *immoral* dans sa pratique, *infi-* » *dèle* dans ses promesses, *fallacieux* dans son » but, etc., par deux corps respectables. » (L'Académie des Sciences et la Société royale de Médecine.) Appuyé sur ces autorités qui n'ont jamais failli, comme chacun le sait (1), notre homme reprend le travail de la Commission d'un bout à l'autre (sauf les faits sur lesquels il fallait garder un silence prudent), et travestit les observations, les expériences, les traitements et leurs résultats d'une manière si étrange, qu'à moins de lire et de confronter dix fois les mêmes passages avec le texte, on n'ose en croire ses yeux. Pour lui :

Le Magnétisme n'est qu'une charlatanerie!

Les Magnétiseurs sont des intrigants, des im-

---

(1) Il résulte d'un relevé exact, inséré dans l'*Annuaire du Bureau des Longitudes*, qu'au commencement de ce siècle il existait cent quatre-vingts exemples suffisamment constatés de la chute des aérolythes; et cependant, à cette époque, c'était avec des risées qu'on recevait, *même à l'Institut*, ceux qui venaient lire des mémoires dans lesquels ils reconnaissaient la réalité de ce phénomène, qu'on ne pouvait se décider à croire, parce qu'il paraissait, comme celui-ci (la vue sans le secours des yeux dans l'état de somnambulisme), absolument inexplicable. »

(Alex. Bertrand, *du Magnétisme animal en France*, etc., p. 458. *Note.*)

(*Note de l'Editeur.*)

bécilles, des jongleurs, des fourbes, des opérateurs, des thaumaturges. En résumé, *la dernière classe de la société* (1).

Les MALADES se portent à merveille;

Quant aux SOMNAMBULES, ce sont des gens *très fins*, qu'on prend vingt fois la main dans le sac; ou bien des *pantins* adroits (2), mais qui font les

---

(1) Jusqu'ici on n'avait désigné sous ce nom que les chiffonniers et les mouchards; mais il paraît qu'il faut y joindre tous les élèves de Mesmer et d'Eslon, les fondateurs de toutes les sociétés de l'harmonie et de tous les traitements gratuits qui furent établis en France, *les quatre cents médecins* qui ont attesté *par écrit* la réalité des effets magnétiques; plus, les Puységur, les Deleuze, les Abrial, les Redern et tous les médecins de nos hôpitaux qui n'ont pas fermé les yeux à l'évidence ou qui ont rendu noblement témoignage à la vérité. Courage, M. Dubois! Courage! (*Note de l'Editeur.*)

(2) Comme cette épithète de *pantin* pourrait être prise dans un sens différent de celui que lui donne M. Dubois, nous allons rapporter le passage en entier, afin de montrer avec quelle ingénieuse fidélité l'auteur analyse les phénomènes qui ont convaincu la Commission de l'Académie.

« Il n'est personne peut-être parmi les lecteurs qui n'ait eu occasion de voir quelques-uns de ces plaisants de caractère ou de profession qui se chargent par fois d'amuser les oisifs au moyen de certains tours d'adresse qu'ils décorent du titre de *physique amusante*, de *magie blanche*. Parmi leurs délassements agréables, il en est un surtout qui ravit d'aise les enfants: il consiste à faire danser

plus grandes sottises (négligences de style dues à la chaleur de la composition).

Les FAITS « sont inouïs, miraculeux, merveil-» leux; » mais, en somme, il faut les regarder « comme des illusions, des fourberies, des sot-» tises, des subtilités, des niaiseries, des décep-» tions profondes, des bévues, des jongleries, des » mystifications, etc. »

---

rhythmiquement un pantin de carton sans le toucher et en levant les mains à une certaine distance. Les bras et les jambes du pantin suivent exactement le mouvement des doigts ou de la baguette du plaisant, et cependant on ne voit aucun fil, aucun moyen de communication entre eux.

» Eh bien! c'est là précisément ce que les magnétiseurs ont voulu faire voir à Messieurs les commissaires de l'Académie de Médecine. Leurs pantins, il est vrai, n'étaient pas de carton; c'étaient des somnambules de chair et d'os; du reste, *le jeu était exactement le même.* Quand le magnétiseur approchait ou dirigeait seulement les doigts vers la main du somnambule, par exemple, cette main entrait en mouvement; les dirigeait-il vers une jambe, cette jambe remuait aussitôt; quelquefois même, au lieu des doigts, le magnétiseur dirigeait tout simplement une tige métallique, une sorte de bâton de Jacob, comme les adeptes, *et l'effet était le même.* Notez que les somnambules avaient les yeux fermés (p. 63). »

Il faut compter étrangement sur la bonhomie de ses lecteurs pour croire qu'ils ne remarqueront pas la contradiction palpable qu'il y a entre cet aveu et le but que se propose M. Dubois (d'Amiens)! (*Note de l'Éditeur.*)

Mais qu'est-ce donc que les COMMISSAIRES?... « Des fanatiques, des dupes qui ont manqué de la dose la plus ordinaire de bon sens, qu'on a trompés de la manière la plus grossière, et qui ont compromis par leur impéritie l'Académie et le corps médical tout entier (1). »

Ces gentillesses étant disséminées dans un article de 116 pages (2) avec ce que la raillerie, le sarcasme et l'ironie ont de plus insultant, de plus amer, de plus insupportable, on peut aisément se figurer l'effet qui en résulta. Jamais semblables soufflets n'avaient été appliqués à des hommes environnés de la considération publique! Nous savourâmes longuement tout le plaisir des dieux (la vengeance), et, pour laisser à nos adversaires une marque indélébile de notre souvenir, et leur prouver combien nous méprisions leur colère impuis-

(1) M. Dubois ne les désigne habituellement que par l'épithète de *bons commissaires*; exactement comme on disait sous la Restauration : *Les bons hommes* de lettres.

(*Note de l'Editeur.*)

(2) *Examen historique et raisonné des Expériences* prétendues *magnétiques faites par la Commission de l'Académie royale de Médecine; pour servir à l'Histoire de la Philosophie médicale au dix-neuvième siècle*, par E.-F. Dubois (d'Amiens). (Voy. *Revue médicale*. Paris, 1832.)

N.-B. Cet article était trop important pour ne pas être tiré et publié à part. On le trouve au bureau de la *Revue*. In-8°, 116 pages.

sante, nous annonçâmes hautement que l'auteur de l'*Examen historique* deviendrait un jour l'honorable confrère de MM. les académiciens (1).

Nous étions parvenus à neutraliser complétement l'effet du Rapport de l'Académie; nous l'avions fait déchirer en mille pièces par M. Dubois; le choléra-morbus lui-même était venu à notre secours en détournant l'attention publique de cet objet : tout cela ne put empêcher ce que nous redoutions : M. Foissac, que le silence des académiciens livrait pieds et poings liés à des adversaires peu disposés à l'indulgence, prit sur lui de publier tous les documents historiques de cette affaire. Un disciple de M. de Puységur, à qui le ciel puisse envoyer cinq cents fièvres quartaines, l'auteur de l'*Exposé des Cures opérées par le Magnétisme*, M. Mialle, aida le docteur de ses conseils et de sa collaboration pendant dix-huit mois, après lesquels celui-ci put se croire, tout aussi légitimement que tant d'autres, auteur des *Rapports et Discussions de l'Académie royale de Médecine sur le Magnétisme animal*. In-8°, 561 pag. Pa-

(1) Quoique la chose doive paraître incroyable, il est certain que *les bons pères* ont réussi : M. Dubois (d'Amiens) a été nommé de l'Académie royale de Médecine, le 8 novembre 1836, à la plus grande satisfaction de MM. Double, Récamier et *tutti-quanti*.

(*Note de l'Éditeur.*)

ris, 1833 (1). Si nous pouvions conserver encore quelques doutes sur le danger du seul fléau « que Moïse oublia de déchaîner sur l'Egypte » (l'imprimerie), cet ouvrage suffirait pour opérer notre conversion, car il met le public dans la confidence d'une foule de détails qui ne devraient être connus que de nous.

Le succès du *Dictionnaire des Sciences médicales* avait alléché tous les libraires de la capitale. Chaque maison un peu importante voulut avoir le sien. Au *Dictionnaire de Médecine* en 18 volumes, succéda celui de *Médecine et de Chirurgie*

---

(1) On trouve une note bibliographique assez curieuse à ce sujet, dans le *Mémoire sur la Prévision*, de M. Deleuze. (p. 159.) Il paraît que M. Mialle indiqua à M. Foissac le classement des pièces; il rédigea les articles *Mesmer*, *Virey*, *Despine*, *Larrey*, *Latour* et *Guéritaud*; *Abus du Magnétisme* et *le Magnétisme dans l'antiquité*; il lui procura la relation si remarquable du docteur Barrier; il fit la plus grande partie des notices *Puységur*, *Bertrand* et *Deleuze*; il revit et corrigea les analyses de *Petetin*, de *Julie Strombeck*, ainsi que les notes sur *Paul*, *Cazot* et Mlle *Cœline*; il ajouta toutes les notes détachées et se chargea de tous les détails d'impression, correction et révision des épreuves, etc., moyennant la promesse *verbale* du tiers des bénéfices; mais quand l'impression de l'ouvrage fut à peu près terminée, et qu'il fallut régulariser cette promesse dans les formes voulues par la loi, M. Foissac n'offrit qu'un engagement qui ne *l'engageait en rien*. M. Mialle le refusa, l'autre garda tout, exemplaires et bénéfices, et se plaignit que son collaborateur avait *abusé de sa confiance!..*

pratiques, et, comme il n'était plus permis de passer le Magnétisme sous silence, nous engageâmes M. Bouillaud à continuer l'œuvre de son confrère, M. Dubois. Il accepta, sans trop se faire prier, quoiqu'une chose l'embarrassât. En effet : « Comment conserver, dans un tel sujet, le ton » sérieux qui convient à quiconque s'occupe de » recherches scientifiques en général, et de re- » cherches médicales en particulier (1)? » C'était difficile, il faut l'avouer. Il se rassura cependant en faisant cette réflexion : « Qui pourrait faire à » l'auteur un reproche de ce qui est la faute du » sujet? S'il existe dans le Magnétisme animal des » choses plaisantes, ridicules, absurdes, extrava- » gantes, ce n'est pas à nous qu'il faut s'en pren- » dre. » Assurément, il faudrait être de mauvaise foi pour cela, d'autant plus que M. Bouillaud proteste que « s'il discute les doctrines, il » *respecte les auteurs.* » Entrant donc en matière, il donne une définition et une idée générale du Magnétisme ; mais, tout à coup, il s'arrête : « entendant le lecteur se récrier, et l'accuser de » prêter complaisamment aux Magnétiseurs *des* » *absurdités révoltantes*, ou plutôt des opinions » tellement *insensées*, que la seule réponse à de » pareilles choses serait une forte dose d'ellé-

(1) *Voy.* art. Magnétisme animal. *Dict. de Médecine et de Chirurgie pratiques* ; t. II, p. 299. Paris, 1834.

» bore. » En conséquence, il déclare que tout ce qu'il vient de rapporter est extrait littéralement de la thèse de M. Fillassier (1). Viennent ensuite les procédés de magnétisation et l'exposition *chronologique* des systèmes *dits* magnétiques, par MM. Rostan, Foissac, Mesmer et Husson (2), le tout fait avec autant de *soin* et de *conscience* que ce qui précède. L'auteur ne discute point, il est vrai, les faits sur lesquels la Commission de l'Académie de Médecine a établi son Rapport; mais, en revanche, il rappelle « que M. Dubois » (d'Amiens) en a fait une critique qui est un vrai » chef-d'œuvre *de haute raison* et de la plaisan- » terie *la plus fine* et la plus ingénieuse. » Encouragé par un si bel exemple, M. Bouillaud emploie une partie de la troisième section de son article à faire l'analyse de la thèse Fillassier, sur laquelle roule toute son argumentation, s'efforçant de figurer à côté du chef-d'œuvre de son ami, M. Dubois. La fin du paragraphe suivant montrera aux plus incrédules qu'il y est parvenu; car, pro-

---

(1) M. Bouillaud n'aurait-il pas donné une idée tout aussi complète du Magnétisme à ses lecteurs, s'il eut analysé les ouvrages d'*un* M. Deleuze? (*Note de l'Editeur.*)

(2) Placer Mesmer (1779) après MM. Rostan (1825) et Foissac (1833) dans un exposé *chronologique* nous semble très remarquable, surtout chez un professeur qui s'occupe des sciences en *général* et de l'instruction publique en *particulier*. (*Note de l'Editeur.*)

posant de ne laisser la liberté de magnétiser qu'à ceux qui exercent cette fonction gratuitement, il ajoute : « Alors, on ne se plaindra plus comme » le fait M. Fillassier, d'une concurrence funeste, » et tout le monde croira au Magnétisme, s'il en » existe encore, comme on croit à l'âge d'or, » à Cérès, aux aruspices, ou aux prédictions de » Nostradamus et du docteur Akakia. »

Les conclusions de M. Bouillaud sont renfermées dans la quatrième section : « bien qu'il soit » assez difficile d'apprécier *sérieusement* et *phi-* » *losophiquement* la valeur des faits et des croyan- » ces magnétiques. » En effet, l'action de la pensée et de la volonté n'ayant jamais rien produit de remarquable en ce monde, on peut considérer ces facultés comme des bagatelles ; parmi les preuves qu'en donne M. Bouillaud, il faut surtout distinguer la suivante : « Le Magnétisme *produit le somnambulisme* avec *l'insensibilité* plus ou moins marquée. » Il est vrai qu'il atténue cet aveu décisif par un de ces raisonnements qui feraient à eux seuls la réputation d'un académicien : « C'est » que ce phénomène ne mérite pas, à parler ri- » goureusement, le nom de magnétique, puis- » qu'il est bien reconnu qu'il peut se manifester » par d'autres causes (1). » Nous avouons en toute

(1) Effectivement, l'opium n'est pas narcotique, puisqu'une infinité d'autres agents, voire même la lecture d'un méchant pamphlet, produisent le sommeil. (*N. de l'Edit.*)

humilité que nous n'avons rien trouvé de mieux chez M. le baron d'Hénin. Quant aux expériences qui ont été faites dans les hôpitaux de Paris par les Husson, les Récamier, les Georget, les Rostan, les Ferrus, et *les bons commissaires* de l'Académie, « on peut les considérer comme n'ayant » aucune espèce de valeur scientifique. » Avis aux critiques timides que les aveux de ces Messieurs pourraient embarrasser.

Arrivant enfin à peser les témoignages qui déposent pour ou contre la vérité de cette découverte, le chef de la médecine *exacte* convient « qu'il y a parmi les partisans du Magnétisme » des noms *d'une grande autorité*, mais comme » les faits *miraculeux* du Magnétisme n'offrent » pas cette immensité de preuves et de témoigna» ges dont ils auraient besoin pour être admis, il » n'est pas temps de sacrifier le sens commun de » tous les siècles à l'assertion presque gratuite *de » quelques magnétiseurs* (1). » M. Bouillaud con-

---

(1) Le sens commun est une chose fort estimable sans contredit, et nous faisons les vœux les plus sincères pour que M. Bouillaud puisse en être largement pourvu; mais en attendant ce moment desiré, nous soutiendrons que la plupart des découvertes n'ont été proscrites que parce qu'elles heurtaient le *sens commun* de l'époque où elles ont été faites; a-t-on oublié déjà ce qui a été dit et fait dans notre bon pays de France contre l'attraction, la circulation du sang, l'émétique, la vaccine, la vapeur appliquée à la navigation, etc. ? (*Note de l'Editeur.*)

sent volontiers cependant « à mettre ceux-ci sur » la même ligne que *les sorciers* d'autrefois ; et » bien qu'il n'ait pas reçu du Saint-Esprit som- » nambulique le don de prophétie ; il leur prédit » une destinée semblable à celle de leurs devan- » ciers sauf toutefois *le gibet* et *le bûcher* dont » tout le monde *n'est pas digne.* » Ce dernier trait est plein de convenance, et si jamais l'intention acquiert dans le monde savant toute l'autorité qu'on lui accorde en morale, l'honorable académicien peut compter que son pamphlet sera placé immédiatement à côté d'*Akakia*, bien qu'à tout prendre Voltaire ait eu quelque chose de plus qu'un insolent persifflage « pour consommer cette œuvre du démon. »

Malgré *le coup de collier* de MM. Dubois et Bouillaud, trois nouvelles thèses sur le Magnétisme furent encore soutenues, en 1835, à la Faculté de Médecine de Paris, par MM. Hamard (1), Berna (2) et Lebrument (3). Qui pourrait mécon-

---

(1) *Expériences sur le Magnétisme animal;* thèse présentée à la Faculté de Médecine de Paris, le 26 janvier 1835, par Th. P. G. Hamard, D.-M. In-4°. 18 p.

(2) *Expériences et Considérations à l'appui du Magnétisme animal;* thèse présentée, etc., le 24 février 1835, par D. J. Berna, D.-M. In-4°. 40 p.

(3) *Quelques Observations de Somnambulisme naturel et de Somnambulisme artificiel;* thèse présentée, etc., le 9 avril 1835, par H. E. Lebrument, D.-M. In-4°. 28 p.

naître ici le doigt de la Providence et la protection toute particulière de notre saint fondateur? Cette recrudescence de néophites, qui devait consommer notre ruine, a changé complètement notre position, et nous lui sommes redevables d'un retour de fortune que nous n'osions plus espérer.

Le premier d'entr'eux, M. Hamard, voulut essayer s'il lui serait possible de rendre une de ses somnambules insensible à une petite opération qui ne laisse pas que d'avoir quelquefois un côté fâcheux (l'extraction d'une dent molaire cariée). Il invita M. Oudet, de l'Académie de Médecine à venir chez lui pour faire cette expérience. Il commença par endormir Madame B*** qui ne se doutait pas de ce dont il s'agissait : et, après s'être assuré de l'état d'insensibilité en la piquant fortement à plusieurs reprises avec une épingle, puis en lui plongeant le doigt pendant quelques secondes dans la flamme d'une bougie, épreuves qu'elle supporta sans donner le moindre signe de douleur, il engagea son confrère à extraire la dent. Cependant au moment de l'avulsion, la tête *sembla* fuir un peu la main de l'opérateur, et on entendit un léger cri. Ces deux signes eurent la rapidité de l'éclair, mais c'en fut assez pour que M. Hamard regardât l'expérience comme manquée.

C'était la première fois de sa vie que M. Oudet voyait un pareil phénomène, et, malgré l'apparence du mouvement et le cri, malgré l'indifférence de M. Hamard, il n'avait pu s'empêcher de remarquer :

1° Que les piqûres et la brûlure n'avaient produit aucun effet ;

2° Que le déploiement de sa trousse et le cliquetis de ses instruments n'avaient causé aucune émotion ;

3° Que le pouls de Madame B*** était resté calme ainsi que son visage ;

4° Que les mains posées sur les genoux n'avaient fait aucun mouvement;

5° Que Madame B*** avait refusé de se rincer la bouche;

6° Qu'elle n'avait ni bu, ni craché ;

7° Que pendant une demi-heure que son somnambulisme s'était prolongé, et que M. Hamard l'avait fait parler, on n'avait pu découvrir aucune marque de douleur ;

8° Qu'éveillée, Madame B*** ne s'était doutée de rien, et qu'elle n'avait porté la main à sa joue qu'au bout de vingt minutes, en disant : *Voilà ma dent qui va recommencer à me tourmenter ;*

9° Enfin qu'elle apprit, à sa grande satisfaction, ce qui venait de se passer, etc.

En conséquence, ledit M. Oudet pria son ami, M. Hamard, de lui remettre une note de ce fait qu'il désirait conserver, et, peu de jours après, il la fit insérer dans le *Journal de Médecine et de Chirurgie pratiques* (t. VIII, 1837, janvier, p. 25), en y joignant quelques réflexions sur les avantages que son art pourrait tirer du Magnétisme. Cette relation ayant été reproduite par *le Messager*, *le Constitutionnel*, et plusieurs autres journaux, il en fut question à l'Académie de Médecine, dans la séance du 24 janvier 1837. M. CAPURON interpella hautement M. Oudet pour lui demander des explications sur ce fait; celui-ci, pressé de répondre, raconta naïvement tout ce qu'on vient de lire, alors ses confrères lui apprirent qu'il avait été la dupe d'*un charlatan*, ils le lui affirmèrent d'une manière si positive, qu'il finit par croire que toute l'Académie avait vu le fait excepté lui. Les magnétiseurs furent traités de *jongleurs*, de *thaumaturges*, de *prestidigitateurs*, etc., et la discussion s'échauffant d'autant plus que les commissaires de 1826 ne prenaient pas la peine de répondre, M. ROUX déclara d'un ton véhément, *qu'il fallait en finir avec le Magnétisme*, et que le fait mentionné par l'honorable confrère ne devait sortir de l'enceinte académique qu'avec toute la charge *d'imposture* qui l'entourait (1).

(1) On voit que toutes les fois qu'il s'agit de Magnétisme, MM. les savants mettent en pratique l'adage de la première Restauration (1814) : « On ne doit aucune espèce d'égards à ceux qui ne pensent pas comme nous. » Au reste, cette discussion, dans laquelle on essaya de faire passer l'opération de Madame Plantain pour *une jonglerie*, donna lieu à M. Jules Cloquet, le 31 janvier suivant, d'entrer dans quelques explications qui ne laissent aucun

Cette manière d'accueillir les communications scientifiques avait du moins le mérite de la nouveauté, mais peut-être pouvait-on désirer quelque chose de mieux. Toutefois, il paraît que

---

recours au scepticisme de bonne foi. Les voici textuellement rapportées par la *Gazette médicale* de Paris, du 4 février 1837, n° V, p. 78 :

« Je n'aurais jamais pris la parole si mon nom n'avait pas été prononcé ; mais on a évoqué un fait que je croyais oublié ; il est de mon honneur de répondre et de maintenir aujourd'hui ce que j'ai dit il y a sept ou huit ans...... Lorsque j'ai raconté un fait, sans doute fort extraordinaire, j'ai eu soin de me tenir en dehors de toute explication, je n'ai été que miroir, et je me suis borné à refléter aussi correctement que possible l'image qui me frappait.

» Les objections qu'on me fit à cette époque, on me les fait aujourd'hui. On dit alors, que je m'étais laissé tromper, que j'avais montré trop de crédulité, que je méconnaissais la puissance de la volonté... Mais, Messieurs, je ne suis pas si novice dans la pratique des opérations de chirurgie, qu'on veut le faire entendre ; j'ai coupé des cuisses et des jambes, comme tant d'autres ; parmi mes opérés, j'en ai vu qui ne disaient pas un mot, qui ne proféraient pas un seul cri, une seule plainte ; mais, ce que leur bouche ne disait pas, leurs mouvements, leurs gestes l'exprimaient plus éloquemment que n'aurait pu le faire leur bouche.

» Cela ne ressemble en rien à la femme à laquelle on fait allusion : sa position était tout autre. Cette femme avait, comme vous savez, un cancer au sein. On savait qu'elle avait le privilége de s'endormir d'un sommeil magnétique, et, pour lui épargner la douleur de l'opération,

M. Berna n'en fut pas effrayé, car il écrivit le 14 février suivant à MM. les académiciens pour offrir à ceux qui n'étaient pas convertis, par le Rapport de M. Husson, de leur montrer des faits de som-

---

on pensa à mettre à profit cette rare faveur. J'étais complètement *étranger* à ces préliminaires; cependant j'en fus prévenu, et je fis mes réserves. Je dis que je l'opérerais volontiers, pourvu que l'état dont on me parlait ne fut point la syncope. A l'heure convenue, je me rendis chez la malade que je trouvai endormie: *je l'examinai attentivement*. Sa physionomie était tranquille, exempte de crainte et d'espérance, le pouls était calme, régulier, la respiration naturelle, les paupières fermées.

» Je commençai l'opération par faire une incision au-dessous de la tumeur, qui n'avait pas moins de neuf à dix pouces d'étendue, et *je portai mes yeux sur le visage de la patiente*, où je ne démêlai aucune sensation. Son magnétiseur m'ayant mis en rapport avec elle, je lui demandai si je lui avais fait beaucoup de mal. Elle répondit que non. Je repris le bistouri, et fis une seconde incision : *elle resta immobile*. Je disséquai les ganglions du creux de l'aisselle, et cette partie de l'opération dura bien un quart-d'heure, car j'avais à ménager l'artère axillaire. *Même impassibilité*, même *calme*, même *indifférence*. Enfin, je fis quatre ou cinq ligatures, et, encore une fois, la malade ne montra pas plus de douleur, pas plus de sensation *que si la chose ne la regardait pas*. Y aurait-il quelque analogie entre le sommeil magnétique et la catalepsie? Ce qu'il y a de certain, c'est que je m'explique très bien comment il y a des incrédules, car, si je n'avais pas vu, *je douterais moi-même*.

» L'opération terminée, je pris une éponge, je la plon-

nambulisme qu'il avait alors sous les yeux. Sa proposition indigna nos co-associés, qui croyaient être débarrassés du Magnétisme et de ses adhérents, M. Bouillaud ayant positivement déclaré « que les observations faites à ce sujet *par les sa- » vants* n'avaient *aucune valeur scientifique* (art. *Magnétisme animal*, p. 105). » Cependant, ils saisirent avec empressement l'occasion qui se présentait de corriger, dans la personne de M. Berna,

---

geai dans de l'eau tiède, et je lavai les parties ensanglantées ; c'est alors seulement que parut le premier signe de sensibilité. *La malade se mit à rire*, en disant : « Vous me chatouillez. » J'achevai le pansement, et elle fut transportée dans son lit.

» La plaie marcha comme toutes les plaies du même genre, jusqu'au dix-neuvième ou vingtième jour... A cette époque, on parla de la faire sortir. Son médecin ordinaire y consentit, et, en effet, elle s'en trouva bien. Trois ou quatre jours après, nouvelle sortie. En rentrant, elle se plaignit *d'avoir eu froid*, bientôt elle éprouva un point douloureux dans le côté opéré ; pleurésie, mort.

» Voilà, Messieurs, le fait dans toute sa simplicité. Je le dis dans le temps, parce que, quelqu'extraordinaire qu'il paraisse, *il est bon à conserver* ; je le répète aujourd'hui, parce que *je suis sûr qu'il est exact.* »

Que faut-il penser des médecins et des savants qui, après des faits et des témoignages aussi positifs, proposent de traiter le Magnétisme comme le mouvement perpétuel, la quadrature du cercle et autres niaiseries semblables ?

(*Note de l'Editeur.*)

tous les magnétiseurs français de leur monomanie de propagation.

Et d'abord, M. le président RENAULDIN enchanté de faire prouver « que le Magnétisme était une bêtise morte et enterrée depuis long-temps (1825), » choisit, parmi ses confrères, ceux qui avaient pris l'engagement public le plus formel de repousser cette découverte en toute occasion, et les nomma de la Commission d'examen. Ceux-ci (1), touchés de cette marque de confiance, ne voulurent pas rester en arrière de bons procédés ou se faire accuser d'ingratitude; et, tout en convenant que « nul ne doit avoir ses accusateurs pour juges, » ils acceptèrent pieusement la mission qui leur était imposée, afin d'éviter qu'elle tombât en de mauvaises mains. Celui d'entre eux qui voulait *en finir avec le Magnétisme* (M. Roux) fut nommé président *à l'unanimité*, et l'on choisit pour secrétaire (l'âme de la Commission) M. Dubois (d'Amiens), auteur de l'*Examen du Rapport des Commissaires* de 1826!.. Assurément si le Magnétisme en était réchappé cette fois, le miracle eût été bien plus grand que ceux qui scandalisèrent si fort l'honorable M. BOISSEAU en 1831 (*Voy*. p. 78).

---

(1) *MM. Roux*, *Bouillaud*, *Hippolyte Cloquet*, *Emery*, *Oudet* et *Dubois* (d'Amiens). A la séance suivante et sur leur demande, *MM. Cornac*, *Pelletier* et *Caventou* furent adjoints aux six membres sus-nommés.

En recherchant avec soin tout ce qui s'était passé dans les funestes expériences faites à l'Hôtel-Dieu, à la Salpétrière, à la Charité, depuis 1820, nous nous étions aperçus :

1° Qu'on avait laissé aux magnétiseurs toute la tranquillité d'esprit, tout le calme nécessaire pour agir sur leurs malades ;

2° Que les témoins avaient dressé procès-verbal de chaque séance, et que les magnétiseurs en avaient eu copie ;

3° Que personne n'avait voulu publier le résultat des expériences, et que les magnétiseurs s'en étaient chargés.

Certes, il n'en fallait pas tant pour amener des faits et des relations fort remarquables. (Les expériences de M. Dupotet, et les Rapports de M. Foissac et Comp^e^). Mais, ainsi qu'après avoir été battu par son cousin Charles XII, le czar Pierre parvint à le rosser d'importance, nous mîmes à profit les leçons de l'adversité, et nous signalâmes ces trois points délicats à toute la vigilance de nos *bons commissaires ;* ils nous comprirent à demi-mot, et leurs dispositions étaient si favorables qu'il nous suffit de leur adresser une dernière allocution pendant un dîner succulent que leur offrit M. Récamier. Les convives, largement repus, abreuvés et bénis, renouvelèrent spontanément sur une dinde truffée énorme, le fameux serment des sept chefs; ils s'engagèrent *d'honneur* à enterrer le Magnétisme mort ou vif, et quand on porta le dernier toast à la santé de la Commission et du secrétaire, M. Dubois, celui-ci, rempli d'enthousiasme et de champagne, s'écria, tout en brandissant son verre :

Je veux qu'on dise, aux peuples effrayés,
Il fut des magnétiseurs !...

§ I. — De la Conduite des Commissaires.

Lorsque M. Berna fut informé du nom des personnes qui composaient la Commission, il comprit de suite qu'au soin de produire des faits positifs, il fallait ajouter celui de faciliter à ses juges les moyens de les bien voir et de les bien rapporter. En conséquence, il rédigea, avec le plus grand soin, une espèce de programme, contenant : 1° l'énumération des expériences à faire; 2° les précautions générales à observer pendant la séance.

Ces précautions étaient au nombre de *vingt*, et nous convenons qu'elles mettaient le rapporteur dans la nécessité fâcheuse de regarder comme *incontestable* tout fait qui se produirait sous leur garantie. Aussi nos gens prévenus n'eurent garde de donner dans le piége. *Pourquoi tout cela*, s'écrièrent-ils?..... *Ayez confiance en nous.... montrez-nous quelque chose... Faites cela sans façon.... comme quand vous voulez amuser une société*, etc., etc. Puis, voyant que M. Berna ne se rendait pas à l'excellence de semblables raisons, ils alléguèrent la dignité de l'Académie, les usages

8

des corps savants, et leur sagacité qu'on ne pouvait mettre en doute; cependant le magnétiseur étant décidé à ne rien faire, si on n'acceptait pas ses conditions, on lui promit tout ce qu'il voulut, sauf à tenir, s'il n'y avait pas d'inconvénients.

Le *sujet* des premières observations leur fut présenté; mais les commissaires avaient lu avec tant d'attention l'énumération des expériences, ils y apportaient d'ailleurs une dose si remarquable de bonne volonté, qu'à chaque instant le magnétiseur était obligé de dire à chacun d'eux ce qu'il avait à faire, et *chacun le fesait tout de travers.* Un ou deux membres se décidèrent tardivement à explorer la somnambule; les autres se promenaient pendant ce temps comme s'il s'agissait de la chose la plus indifférente, ou ne regardaient pas. Grâces à ces précautions, ainsi qu'à l'ignorance complète de la nature des phénomènes dont ils devaient constater la réalité, nos commissaires ne conduisirent à fin, et tant bien que mal, que trois ou quatre expériences, ce qui ne les empêcha pas, dès la troisième fois, de déclarer qu'ils étaient suffisamment *éclairés*, qu'ils tournaient toujours dans le même cercle, et qu'ils avaient poussé trop loin *la longanimité* (1).

(1) Parmi les expériences indiquées par M. Berna, il y en avait une des plus décisives et qui était à la fois simple et facile : c'était d'empêcher *mentalement* la somnambule de répondre à telle ou telle personne qui lui adresserait

§ II. — Des Procès-Verbaux.

La conduite de M. Magendie en 1826, avait fait sentir à M. Berna la nécessité des procès-verbaux rédigés et *vérifiés* séance tenante ; mais les inconvénients d'une semblable mesure étaient si bien connus des commissaires, qu'ils s'y refusèrent d'abord *à l'unanimité*. Ce ne fut qu'après une longue discussion et lorsqu'ils virent le Magnétiseur décidé à ne pas céder, qu'ils devinrent moins récalcitrants (il est certain qu'on ne pouvait faire un Rapport contre le Magnétisme sans avoir des ma-

---

une question. Comment s'y prendre pour la faire manquer?... Nos *bons* commissaires imaginèrent de placer le magnétiseur à quinze pieds de distance de la somnambule et *derrière* M. Dubois, interposé ainsi entre les deux. M. Berna fit observer à ces messieurs que, *puisqu'il ne disait mot*, et que la somnambule avait les yeux *bandés*, ce luxe de précautions était au moins inutile ; que la distance d'une part, et de l'autre, l'interposition d'un corps animé (si bienveillant !), pouvaient affaiblir l'action magnétique ; ces raisons n'étaient pas plus mauvaises que beaucoup d'autres assurément, néanmoins elles ne furent accueillies que par des reproches et des interpellations de toute espèce. Les débats les plus vifs et les plus fatigants se succédèrent enfin jusqu'à ce que pressé, obsédé et troublé, M. Berna consentit à ce qu'on exigeait de lui. Il est inutile d'ajouter que l'expérience aussi bien préparée manqua de la manière la plus satisfaisante.

tériaux). A l'aide de quelques expédients, les deux premières séances se passèrent comme nous le désirions; dès la troisième, cependant, les réclamations de M. Berna furent si vives, qu'il fallut s'y prêter un peu; mais, à la quatrième, on trouva que l'heure était trop avancée, et l'on convint que l'examen de tous les procès-verbaux se ferait à la réunion suivante.

Ce jour-là, M. Dubois commença la lecture de ses procès-verbaux. L'exactitude et la bienveillance qui régnaient dans le premier forcèrent le magnétiseur à faire quelques observations. On l'engagea à les réserver pour le second, où le même sujet était reproduit; mais dès que celui-ci fut entamé, on pria M. Berna de patienter jusqu'à la fin, parce que la Commission voulait juger *l'ensemble* des procès-verbaux (1), bien entendu

(1) Sous Charles X, nos procureurs-généraux, voulant anéantir les journaux dont l'indiscrétion devait nous être si funeste, imaginèrent les fameux procès *en tendance* et voulurent prouver que des articles innocents, quand on les jugeait chacun à part, devaient, par le seul fait de leur réunion, former *un ensemble criminel.* Sans les déclamations de MM. Dupin, Mérilhou et de la gent avocassière, la France aurait infailliblement recueilli les fruits de cette belle théorie. Il n'en faut pas moins louer leurs auteurs et surtout nos médecins qui l'ont appliquée avec beaucoup d'esprit, mais dans un sens tout opposé. D'une demi-douzaine de procès-verbaux malveillants et mensongers, ils

qu'on reviendrait ensuite sur chacun d'eux, s'il y avait lieu. La lecture étant terminée, le pauvre patient réclama l'exécution des promesses qu'on venait de lui faire; sa proposition fut accueillie avec autant de surprise que si rien de semblable n'eût été dit, ou même n'eût pu s'imaginer. *Quoi! relire tout cela!... seize pages!... y pensez-vous? on n'en finira pas... l'heure est avancée*, etc., et tout le temps qu'il leur fallait pour reviser la relation normande de M. Dubois (d'Amiens), nos commissaires l'employèrent à exprimer leur impatience et *leurs dégoûts* (1).

Le lendemain, M. Berna, cherchant tous les moyens de diminuer les fatigues, *les corvées* de la Commission, offrit à M. Dubois de faire cette révision avec lui, et de la soumettre ensuite à MM. les académiciens. Cette démarche était trop obligeante pour être rejetée sans précaution. Le

---

ont formé *un ensemble satisfaisant*. — Avis à la Commission du nouveau Dictionnaire de l'Académie Française, pour le mot *Ensemble*.

(*Note de l'Editeur*.)

(1) Aux séances suivantes, MM. les commissaires eurent la bonté de varier un peu les formes de cette mystification. Ainsi, lorsqu'il s'agissait de vérifier le procès-verbal, ils décampaient furtivement l'un après l'autre, ou bien ils déclaraient *d'avance* que les objections de M. Berna, les omissions qu'il pourrait signaler, etc., étaient *insignifiantes*.

magnétiseur fut donc invité poliment à faire seul ce travail, on lui promit de se charger du reste; mais, pour rectifier les procès-verbaux, il fallait les avoir, et, quand il fut question de donner l'original ou la copie, mons Dubois différa de semaine en semaine sous divers prétextes, ne manquant jamais de dire chaque fois au solliciteur : Qu'il pouvait être tranquille... Que les conventions seraient exécutées.... Que des occupations *trop nombreuses* étaient seules causes de ce retard (1). Pendant ce temps, on continuait les expériences. A mesure que les matériaux s'accumulaient, M. Dubois modifiait son langage; ce n'était pas les procès-verbaux qu'on avait promis, mais de simples *notes*. Faute de mieux, M. Berna consentit à passer par-là. Le franc Picard dit alors qu'*il ne les avait plus*; enfin quand tous les éléments d'un Rapport *convenable* furent à sa disposition, il changea brusquement de manières, et déclara tout net au magnétiseur, que la Commission rejetait sa demande; puis il le congédia sans autre forme de procès (2).

---

(1) Des occupations qui empêchent, pendant *six semaines*, le secrétaire d'une Commission de prendre quelques feuilles de papier sur son bureau ou dans un carton! Quel heureux privilége que celui de MM. les académiciens!... (*Note de l'Éditeur.*)

(2) A l'occasion de cette demande de M. Berna, M. Emery soutint, que si la Commission livrait les origi-

§ III. — Du Compte-Rendu par la Commission.

Dès que M. Dubois se fut *débarrassé* de l'agent principal des expériences, il s'empressa d'en *finir* avec le Magnétisme et les magnétiseurs. Cette fois, il ne s'agissait plus de critiquer les œuvres d'un confrère (M. Husson), ou de signaler l'impéritie d'une Commission « qui s'était laissée abuser par » les jongleries *les plus grossières,* » il fallait montrer ce que peuvent et ce que doivent faire, en pareille occurrence, des hommes *graves, intègres* et *profonds*. Bien que ses précédents soient assez connus, nous avouerons, sans hésiter, qu'il a surpassé tout ce qu'on attendait de lui, et, qu'à cet égard, on pourrait même le taxer d'une sorte de coquetterie.

Nous allons donner une analyse rapide de ce beau travail pour l'édification de nos élèves et de tous nos admirateurs.

I. — Le rapporteur commence d'abord par déclarer que la Commission est composée *d'opinions contraires,* afin de donner à son ouvrage toute la garantie possible d'impartialité. Ce sont MM. Oudet et Cloquet qui remplissent le rôle de partisans du Magnétisme.

Or, le premier avait écrit à l'Académie de Mé-

---

naux ou la copie des procès-verbaux pour en faire l'analyse, elle irait *au-delà de ses devoirs....* Qu'elle avait fait assez de *concessions* au Magnétisme, etc.

decine, qu'à part le fait de la dent arrachée *sans dolor*, il se tenait, relativement aux phénomènes magnétiques, pour aussi *sceptique que qui que ce fût*. Si la phrase n'était pas des plus harmonieuses pour l'oreille, on ne peut nier que le sens n'en fut très clair; mais, comme l'opération de Madame B*** avait été répétée dans tous les journaux et que la lettre de M. Oudet s'était arrêtée dans les oubliettes de l'Académie, M. Dubois pensa fort judicieusement qu'il pouvait avoir l'air *d'ignorer* la réclamation de l'honorable confrère, et que personne ne s'aviserait d'aller fouiller la correspondance pour le seul plaisir de lui prouver sa mauvaise foi. Quant à M. CLOQUET, son affaire fut *arrangée* d'une manière encore plus ingénieuse. Notre secrétaire, si soigneux de se distinguer de tous ses homonymes par les deux parenthèses qui l'accompagnent sans cesse, *supprima* le prénom qui distingue les deux frères Cloquet, afin que le public, toujours porté à voir du beau côté les corps savants, pût croire que dans une affaire aussi importante que celle-ci, l'Académie avait naturellement choisi M. JULES Cloquet, si connu par ses talents et la fameuse opération de Madame Plantain. Malheureusement cette escobarderie ne réussit pas aussi bien que l'autre (1)!

---

(1) Il s'en faut même de beaucoup, et c'est pour cela que nous allons suppléer à la discrétion du R. P.

Après la lecture du Rapport, M. Jules Cloquet s'appro-

II. — Il eut été imprudent de passer sous silence le programme de M. Berna, et ceux qui savent ce qu'il contient, conviennent que la tâche était des plus difficiles. M. Dubois s'en est tiré de manière à faire tressaillir d'admiration les mânes de tous les procureurs-généraux *illustrés* par Béranger; car il se sert de cette pièce pour *accuser le Magnétiseur* 1° de vouloir changer sa position; 2° de chercher à modifier la mission des commissaires; 3° de s'identifier avec eux, et 4° de les mettre à l'étude du Magnétisme; comme si MM. les Académiciens de tous les temps et de

---

cha de M. Dubois et lui demanda fort poliment si, par hasard, il n'avait pas voulu le faire passer pour un des membres de la Commission. Celui-ci, tout ému des poignées de main de M. DOUBLE et des félicitations qui lui étaient prodiguées, oublia cet axiôme du prince des diplomates : « La parole n'est donnée à l'homme que pour *déguiser* sa » pensée. » Il répondit naïvement, « qu'en effet, tel avait » été son dessein,... qu'il lui avait paru *avantageux*, non » moins que *piquant*, de faire condamner un magnétiseur » par un semi-partisan du Magnétisme,... et, qu'en cela, » il faisait beaucoup valoir le Rapport, etc. » Mais qu'on juge de sa surprise, de son désappointement et de sa fureur, lorsqu'il vit M. J. Cloquet répéter cet aveu, tout confidentiel, en pleine Académie, sans penser un instant aux égards qu'on se doit entre honorables, et surtout à l'effrayante *congestion faciale* qui devait en être et *qui en fut* la suite!... On ne s'avise jamais de tout.

(*Note de l'Éditeur.*)

tous les lieux n'avaient pas le privilége de la science infuse! Ce n'est pas tout, abordant résolument les détails, M. le rapporteur a soin d'en supprimer le tiers le plus embarrassant (c'est tour de vieille guerre), il attribue les honneurs de l'invention du second tiers aux commissaires; puis il *arrange* le troisième de telle manière que les preuves les plus évidentes de la bonne foi du magnétiseur tournent à sa plus grande confusion. Nous réclamons ici toute l'attention du Sacré Conseil.

Texte de M. Berna.

« 5° MM. les commissaires détermineront d'avance, à l'insu du magnétiseur, l'ordre de succession des expériences. Ils trouveront chacune d'elles indiquées sur une carte, celle-ci *ne lui sera remise* qu'à l'instant même où il devra les faire, etc. (1). »

Version de M. Dubois.

« En vertu de ce qu'il appelait sa cinquième

(1) Examen et Réfutation du *Rapport fait par M. Dubois* d'Amiens), *à l'Académie royale de Médecine, le* 8 *août* 1837, *sur le Magnétisme animal*, par D.-J. Berna, D.-M. In-8°, 116 p. 1838. Paris, chez Just Rouvier et E. Lebouvier. (Voy. p. 33.)

(*Note de l'Éditeur.*)

précaution, MM. les commissaires devaient trouver sur une carte que *lui leur remettrait* au moment d'opérer, l'indication de chaque expérience. »

Cela n'est-il pas digne de M. Récamier? N'est-ce pas ainsi que cet illustre ami tua la fille Samson en 1826? Combien il doit se réjouir en voyant fructifier ses leçons et ses exemples !

III. — Il était assez naturel que l'Académie voulût savoir quelles sortes d'expériences avaient été proposées par M. Berna, car enfin, quand on pend quelqu'un, il faut au moins lui dire pourquoi c'est. Selon M. Dubois, il paraît qu'il n'y en avait que *quatre ou cinq* au plus; et le malheureux programme en indique 38; savoir :

1° Sur la restitution de la sensibilité aux diverses parties du corps.	21 exp.
2° Sur la paralysie de mouvement de tous les membres, du cou, etc. .	13 »
3° Sur la paralysie de l'ouïe. . . .	4 »
Total.	38 exp.

Que l'on juge de la figure que faisait le magnétiseur, à l'Académie royale de Médecine, en se voyant *arrangé* de la sorte! Cette petite récréation a dédommagé nos amis de 1825 de tout ce qu'ils avaient souffert pour le bon motif.

IV. — M. Berna avait permis aux commissaires de constater la production de l'insensibilité en piquant la somnambule, sujet des expériences, avec des aiguilles à la profondeur *d'une ligne en-*

viron, et sur tout le corps, excepté la face. Notre rapporteur se plaint, lui, de ce qu'on ne pouvait provoquer que des sensations douloureuses très modérées, et sur les mains et le cou habitués *peut-être* à ce genre d'impression (1). Il va même plus loin, et soutient avec un aplomb des plus académiques que les restrictions du magnétiseur étaient telles, qu'en raison des circonstances, une impassibilité *même absolue* ne pouvait être *une preuve concluante* (2).

V. — Parmi les faits curieux de somnambulisme, M. Berna avait mentionné la vue des objets tenus, des lettres, des cartes à jouer, etc. Cependant la personne magnétisée ne put désigner que le nombre des commissaires, leur position dans l'appartement, leurs mouvements, leurs changements d'attitude, ainsi que les diverses situations d'un objet porté par l'un d'eux. Assurément c'en était assez pour donner matière à réfléchir, et tout autre que M. Dubois se serait bien gardé de tou-

---

(1) Jusqu'à l'avènement de la commission Roux, la peau avait été regardée comme l'organe le plus sensible; il paraît que *nous avons changé tout cela*.

(*Note de l'Editeur.*)

(2) Vous verrez que, pour convaincre MM. les académiciens, il faudra leur offrir un somnambule à disséquer tout vivant, puis rétablir celui-ci dans son état normal avec deux ou trois passes.

(*Note de l'Editeur.*)

cher une corde aussi délicate. Mais sans être arrêté le moins du monde par la difficulté du sujet, l'estimable émissaire aborde franchement la question, il rapporte le fait avec exactitude (c'est la première et la seule fois que cela lui est arrivé), et, à l'aide d'une légère modification, il parvient à changer en tour de passe-passe un des faits les plus singuliers et les plus positifs (1).

VI. — Nous devons également faire mention d'un passage du Rapport qui n'est pas moins heureux que tout ce qui précède. Il s'agit des conditions dans lesquelles les expériences devaient être faites et des précautions qu'il fallait prendre pour en garantir l'exactitude, toutes choses sur lesquelles M. Berna avait tant insisté. Qui le croirait! M. Dubois s'y prend de telle sorte, que ces précautions semblent être imaginées *par les commissaires,* qu'elles sont bien supérieures à celles de M. Berna (2), qu'elles semblent lui être *imposées,*

---

(1) La modification de M. Dubois est légère sans doute, mais elle mérite d'être connue. MM. Roux et Cornac, arrivés les premiers chez M. Berna, posèrent de suite à la somnambule le bandeau qui devait couvrir ses yeux pendant les expériences de vision. Le rapporteur dit tout simplement, lui, que ce bandeau sur lequel repose la validité du fait, fut attaché *par le magnétiseur* et lorsque les commissaires étaient réunis. Voilà tout. (*Note de l'Editeur.*)

(2) Il faut recueillir pour l'histoire des corporations scientifiques ce dont les *bons* commissaires ont été capables pour répondre à la confiance de M. Renauldin. Les

et que celui-ci les refuse parce qu'elles sortent de son programme !... Cela n'est-il pas charmant?

Il y aurait encore bien d'autres choses à citer dans le travail de M. Dubois, mais nous croyons en avoir assez dit pour mettre le Sacré Conseil à même de prononcer sur le mérite et les services de cet agent.

Nous affirmons donc, en toute conscience, que depuis le commencement jusqu'à la fin de ce Rapport, il n'est pas une phrase, pas un mot qui n'ait pour but de tenir le lecteur dans un état de défiance, et, le Magnétisme, dans un état de suspicion continuelle; tous les moyens semblent également bons à l'auteur pour arriver à ses fins; les expressions les plus malignes, les insinuations les plus offensantes, les subterfuges les plus hardis se pressent sous sa plume; et, bien que la Commission n'ait fait qu'une demi-douzaine d'expériences sur *deux* somnambules, M. Dubois n'en a pas moins enveloppé le Magnétisme *tout entier* dans une proscription générale.

Voici sa petite prosopopée.

« Aurions-nous trouvé autre chose dans des faits

---

précautions *supérieures* consistent, pour les choses écrites, à prendre *du papier* au lieu de cartes, et, en fait de signes muets, à *fermer un œil* au lieu de lever la main !... N'y a-t-il pas là de quoi se vanter, au haut et au loin, de n'avoir rien négligé pour *anéantir le charlatanisme* !...

(*Note de l'Éditeur.*)

plus nombreux, plus variés, et fournis par d'autres magnétiseurs? C'est ce que nous ne chercherons pas à décider; mais, ce qu'il y a de bien avéré, c'est que, s'il *existe encore* en effet aujourd'hui d'autres magnétiseurs, ils n'ont pas *osé* se produire au grand jour; ils n'ont pas osé accepter enfin ou la sanction, ou la réprobation académique (1). »

La lecture de ce Rapport occupa une partie des séances des 8 et 16 août 1837. Elle fut accueillie par nos amis avec tout l'enthousiame que nous leur avions recommandé; malheureusement rien ne put empêcher M. Husson de prendre la défense du Magnétisme, et de flageller M. Dubois (d'Amiens) avec cette puissance de logique, avec cette force de raison dont il avait déjà donné tant de preuves en 1826 dans son éloquente *Réponse aux Objections* de ses adversaires. Ce fut un moment cruel pour notre infortuné rapporteur. Il était assis en face du public, la sueur ruisselait de son visage, et chacun pouvait se convaincre,

(1) Il est certain que la politesse de MM. les médecins envers les partisans du Magnétisme depuis Mesmer jusqu'à nos jours, ne laisse à ceux-ci aucune excuse. N'est-il pas aussi agréable qu'avantageux de se faire traiter publiquement de *jongleur*, d'*imbécille*, d'*imposteur*, de *thaumaturge*, de *fripon*, de *pantin*, de *commère*, de *farceuse*, etc., sans avoir même la ressource de pouvoir répondre par les journaux qui vous déshonorent?.. (*Note de l'Editeur.*)

en voyant ses exclamations muettes et ses gestes désordonnés, « que la fortune *vend* ce qu'on croit qu'elle donne (1). »

Une discussion assez vive s'engagea à la suite de ce discours, et, comme dans toutes les assemblées délibérantes, il y a force gens qui parlent d'une façon et agissent d'une autre, malgré tout ce qui nous avait été promis, l'Académie faiblit, et du long Considérant de notre rapporteur, elle n'adopta que le dernier paragraphe, celui qui concernait seulement M. Berna et ses deux somnambules. Voilà où conduira toujours ce bavardage que l'on

---

(1) Le passage suivant pourrait venir à l'appui de cette assertion.

« Voilà donc à quoi se réduit ce Rapport, à des *omissions* historiques graves, à des *réticences* nombreuses et certainement blâmables, à des expériences déjà connues et qui ne prouvent rien, à des *conclusions vicieuses*, et à une rédaction amusante peut-être, mais *déplacée*, même d'après le jugement des amis de l'auteur.

» Dans cette position, Messieurs, vous ne pouvez pas adopter ce travail, parce que vous ne pouvez approuver ni les omissions, ni les *infidélités historiques*, ni le *ridicule* versé sur un jeune confrère connu pour un homme studieux et fort honorable, etc. » (Voy. *Opinion prononcée par M. Husson à l'Académie de Médecine*, le 22 août 1837, *sur le Rapport de M. Dubois* (d'Amiens), *relatif au Magnétisme animal.* (*Journal des Connaissances médicales*, novembre 1837.)

(*Note de l'Editeur.*)

appelle *liberté de discussion*. Quand serons-nous donc délivrés de semblables sottises!...

Le Rapport de M. Dubois a été publié par tous les journaux avec plus ou moins d'exactitude, mais cependant avec assez de développements pour faire damner tous les magnétiseurs. M. Berna s'est empressé de protester contre, et d'annoncer une réfutation complète appuyée sur des pièces *irrécusables*;.... nous aviserons aux moyens de différer cette publication, afin que le *lénitif* de nos académiciens ait le temps de produire tout son effet. En somme, notre position est tout à fait changée; nous tenons le haut bout, et, si le diable ne s'en mêle encore une fois, notre sainte Compagnie est enfin délivrée à jamais du Magnétisme et de tous les magnétiseurs.

TE DEUM LAUDAMUS, etc.

APPENDIX.

Après l'exécution et le dernier enterrement du Magnétisme, nous ne pouvions guère nous dispenser de lui rendre les devoirs que l'Eglise indulgente accorde à tous les trépassés. M. l'abbé Frère s'occupait d'en faire l'oraison funèbre depuis le commencement des expériences, et, pour que rien ne manquât à cette œuvre, toute de charité, il ne cessait de feuilleter jour et nuit les ouvrages de ses dignes prédécesseurs (1). *Labor improbus omnia vincit.* Il a si bien réussi dans son entreprise, qu'on trouvera chez lui la science médicale des uns (Fiard, Fustier, Wurtz, de la Marne), les lumières théologiques des autres (Montègre, Virey, Bertrand, A. Dupau), et la bonne foi de tous (2).

(1) MM. Thouret, Fiard, de Montègre, Fustier, Wurtz, Virey, Bertrand, A. Dupau, de la Marne, Dubois, Bouillaud, etc.

(2) *Examen du Magnétisme animal*, par M. l'abbé Frère, p. 172. Paris 1837, rue du Pot-de-Fer, 5.

C'est un principe généralement reçu dans notre Compagnie de ne jamais heurter de front certaines résistances par trop prononcées. Il vaut mieux transiger avec les difficultés; et souvent il nous arrive d'encenser l'idole avant de la détruire (1). Fidèle aux saines traditions, M. l'abbé Frère s'empresse de rendre hommage à ce besoin de lumières nouvelles qui est le caractère fâcheux du temps actuel. « Nous sommes loin, dit-il, de blâmer la disposition de l'esprit qui cherche à connaître de plus en plus les lois de la nature, pour l'utilité et le perfectionnement de l'homme. La science des créatures est un don que Dieu a fait à l'esprit humain; elle est *nécessaire* pour la conservation, non-seulement de l'homme, mais des êtres terrestres, afin qu'ils servent les desseins du créateur. Nous devons donc *accueillir et encourager toutes les recherches faites dans ce but* (p. 1). » Cette concession bénévole n'engage à rien, et pourtant elle met l'auteur à l'abri de tout reproche d'obscurantisme. Il rentre fort naturellement dans son sujet, en ajoutant ce qui suit : « Mais nous ne saurions admettre indifféremment les opinions ou les conjectures que l'on fait à l'occasion de ces recherches qui tendent à confondre ce qui est absolument distinct : l'homme et l'*ange*, la matière et l'*esprit*, la créature et le *créateur* (p. 2). »

---

(1) *Voy.* les fameux préambules des lois d'AMOUR et du SACRILÉGE.

Si le bon M. Deleuze n'était pas mort, la vue de ce passage suffirait pour lui rendre toute la vigueur de ses belles années, et Dieu sait ce qu'il en adviendrait pour notre défenseur! Mais son âme et sa plume reposent en paix. Prions que ce soit pour long-temps. Rassuré sur ce point, le savant panégyriste poursuit en ces termes : « C'est un fait *incontestable* que les magnétiseurs attribuent, à ce qu'ils appellent l'agent magnétique, les prophéties et *les miracles* rapportés dans l'Ancien et le Nouveau-Testament, ainsi que les oracles et les *possessions* du paganisme, aussi bien que les œuvres *de la magie* et de la divination; cela est *tout un* pour eux : ils ne reconnaissent qu'une cause, celle de l'agent magnétique par lequel *ils prétendent reproduire des phénomènes semblables* (1)... C'est afin de débrouiller *ce chaos*, et, pour réfuter ces assertions insoutenables, que nous allons répondre, etc. (p. 4 et 5). »

Cet aperçu du plan et des procédés de l'auteur doit suffire pour faire juger de la nature et de

---

(1) Les magnétiseurs n'ont jamais *prétendu* faire de miracles, ni ensorceler personne; ils sont si loin de commander aux éléments, qu'ils supportent les vicissitudes des saisons comme le commun des martyrs, et, qui que ce soit, ne peut les accuser d'avoir ressuscité un mort de quelque importance. Ils disent seulement qu'on a eu tort de rejeter sans examen tous les phénomènes observés par les hommes les plus savants et les plus respectables de l'antiquité profane et sacrée; car, s'il a suffi de nos jours de la

l'exactitude de sa réfutation. M. l'abbé commence par choisir, avec toute la sagacité désirable, ce qu'on a dit ou écrit de moins complet ou de plus inexact des effets magnétiques, et il l'oppose à ce qu'il y a de plus élevé, de plus noble et de plus auguste chez les prophètes divins. A la vérité, ce genre d'argumentation est un peu décrié de nos jours; mais il est commode, et, jusqu'à ce qu'on ait trouvé quelque chose d'équivalent, nous sommes obligés de nous en servir.

Si le Magnétisme n'a rien de commun avec le bien, en revanche il offre une similitude parfaite avec le mal; autrement dit, les possédés de tous les temps et de tous les lieux. Ici, M. l'abbé triomphe d'une manière complète à l'aide des arguments théologiques que tout le monde ne peut employer. Sa dissertation sur l'existence des démons, leur action, leur but et leurs œuvres, est un morceau achevé; nous ne doutons pas un instant qu'elle ne le place au rang des historiogriphes les plus distingués de notre époque.

---

volonté, de la curiosité, de la répétition mécanique des procédés du Magnétisme pour obtenir les résultats les plus étonnants, que n'ont pu opérer ceux qu'animait l'enthousiasme religieux, la charité la plus vive, la confiance la plus grande dans la miséricorde divine, et surtout la plus touchante abnégation de leurs intérêts personnels?..... Ce n'est pas là faire l'*ange* ni confondre la créature *avec le créateur*?... (*Note de l'Editeur.*)

Ces deux points de la discussion étant *clairement* démontrés, il ne s'agissait plus que d'une bagatelle, c'était de prouver que le Magnétisme, « tout en produisant le sommeil, la guérison des maladies, les modifications de sensibilité les plus extraordinaires, le somnambulisme et toutes les facultés inhérentes à cet état, telles que la connaissance des maladies, la lucidité, la vue à distance, la prévision, etc., » que le Magnétisme, disons-nous, n'avait *aucune valeur scientifique*, attendu qu'il « ne forme pas un ensemble de principes et de conséquences fondées sur des êtres *réellement existants*, sur des propriétés *constantes* de ces êtres, sur *des lois* qui les régissent, sur des effets qu'ils produisent d'une manière régulière et *invariable* (p. 136). On s'est occupé, dit notre ami, plus loin, avec une égale ardeur de la chimie et du Magnétisme animal. Quelle différence dans les résultats! La chimie ne fait-elle pas science? Et le Magnétisme est dans son enfance, et, dans notre France, ces deux sciences ont commencé en même temps! Quelle peut en être la cause, sinon que l'une est fondée sur l'existence réelle des êtres, et que l'autre n'est qu'*une hypothèse* (p. 138)? (1) »

(1) Nous ferons observer à M. l'abbé qu'il est plus qu'imprudent de comparer entre elles la science de la *matière* et celle de *l'esprit*, quand on fait un livre tout exprès pour accuser les magnétiseurs de commettre la même faute (*voy.* p. 2). Après cela, nous lui dirons : 1° que la chimie

A l'appui de ses raisonnements lumineux, M. l'abbé rapporte les témoignages des corps savants avec autant d'assurance que s'ils étaient en sa faveur. *Audaces fortuna juvat.* 1° « Les commissaires de l'Académie des Sciences, en 1784, multiplièrent les expériences, et ils en conclurent que l'imagination faisait tout, et que le Magnétisme était nul (1); » 2° l'Académie royale de Médecine, en 1825, « délégua *quelques-uns* de ses membres pour se livrer de nouveau à l'examen du Magnétisme. Cette Commission mit six ans pour accomplir sa tâche; elle n'a recueilli que *peu de faits*

---

n'a point de *loi générale* d'où l'on ait déduit tous les faits de cette science; 2° qu'il n'est *aucune science*, à l'exception des mathématiques, qui puisse se vanter d'être dans ce cas, et si M. l'abbé Frère avait la tentation de soutenir le contraire, nous lui conseillerions d'y résister de toutes ses forces (*resistite diabolo et fugiet à vobis*), parce qu'il lui serait impossible d'en donner la moindre preuve.

(*Note de l'Editeur.*)

(1) « Rien n'est plus étonnant que ce spectacle (le traitement magnétique); quand on ne l'a point vu, on ne peut s'en faire une idée, et, en le voyant, on est également surpris et du repos profond d'une partie des malades, et de l'agitation qui anime les autres; des accidents variés qui se répètent, des sympathies qui s'établissent... Tous les malades sont soumis à celui qui magnétise; ils ont beau être dans un assoupissement apparent, la voix, un regard, un signe les en retire. On ne peut s'empêcher de reconnaître à ces effets constants *une grande puissance* qui

et n'a conclu qu'à un examen plus approfondi (1); » 3° la Commission Roux, nommée en 1837, après avoir examiné *avec le plus grand soin* les expériences d'un magnétiseur (M. Berna), a déclaré qu'elles n'avaient rien de commun, soit avec la physiologie, soit avec la thérapeutique (2). »

La manière dont l'auteur atténue les aveux que lui arrache la nécessité, fait le plus grand honneur à la flexibilité de son esprit. Ainsi l'état de *contrainte* du magnétisé, l'*appréhension* de ce qu'on lui fait et de ce qui peut lui arriver, une *contention cérébrale* provenant de l'immobilité du corps, de l'*attente* d'un effet, de l'*impression des mains* du magnétiseur, l'*émotion physique*, le

---

agite les malades, qui les maîtrise, et dont celui qui magnétise semble être *le dépositaire.* » (*Rapport* de Bailly, in-4°, p. 5.)

(1) Au lieu de *quelques-uns* de ses membres, l'Académie en a nommé ONZE, et c'est le nombre le plus élevé qu'autorise le réglement. Cette Commission a fait des expériences pendant *six ans* sur *trente-trois* personnes ; elle a vu beaucoup de faits, et, loin de conclure seulement à un examen plus approfondi, elle a reconnu formellement la *réalité* et l'*utilité* du Magnétisme. (*Voy.* ses conclusions dans le Rapport de M. Husson, p. 71-76, et dans l'ouvrage de M. Foissac et Comp^e., p. 199-206.).

(2) Ici M. l'abbé est fort exact; il ne faut pas oublier cependant que *le plus grand soin* de la Commission Roux se borne à avoir vu *deux* somnambules très imparfaites pendant *cinq à six séances.*

serrement de cœur qui résulte de la position singulière dans laquelle on se trouve, l'*amour-propre*, ou bien d'*autres motifs*, suffisent pour expliquer les phénomènes magnétiques ordinaires et la plupart des extraordinaires (p. 66-70). »

Est-il question des *guérisons?* « Quelles sont les maladies? Des migraines, des spasmes, des coliques... Quel miracle qu'on se trouve guéri d'une migraine, d'une agitation nerveuse, d'une colique après quelques heures de sommeil!... (p. 59) »

Quelques pages avant, M. l'abbé disait : « La plupart du temps, toutes ces guérisons sont accompagnées de l'attirail des prescriptions pharmacologiques les plus composées et *les plus douloureuses*; les sétons, les moxas, les vésicatoires, les pilules, les saignées et les médicaments de toute espèce; le Magnétisme même à *larges courants* n'est qu'un accompagnement et un coopérateur des médicaments, et ces guérisons n'arrivent qu'après un long traitement (p. 54). » Cependant ce n'était pas là son dernier mot : « Un des grands bienfaits, que les magnétiseurs attribuent au Magnétisme, est la guérison des maladies. Voici encore Tertullien qui révèle *la véritable cause* de ce traitement miraculeux : « Vous avez bien raison de vanter la » bienfaisance des démons en guérissant les mala- » dies; ils commencent par les donner; ils ordon- » nent ensuite des remèdes inouïs ou contraires à » la maladie, et l'on croit qu'ils ont guéri le mal » lorsqu'ils ont cessé d'en faire. *Apologet.* (p. 100). »

Les *paralysies momentanées* ont fort occupé tous ceux qui en ont été témoins, entr'autres M. Bertrand : « J'ai observé pendant long-temps, dit-il, une somnambule que je ne magnétisais pas moi-même, mais dont j'ai suivi le traitement avec beaucoup d'assiduité, et sur laquelle la personne qui lui donnait des soins exerçait un pouvoir vraiment prodigieux. Elle produisait, par exemple, à volonté, la paralysie d'un bras, d'une jambe, ou simplement de la main, même du doigt, la privait de la parole, de l'ouïe, de l'odorat. Mais sa puissance ne se bornait pas à une action locale; elle pouvait paralyser, pour ainsi dire, toutes les parties du corps de la somnambule, et la jetter dans un état d'insensibilité et d'immobilité complète et générale qui constituait une véritable léthargie. » A cela, qu'objecte M. l'abbé?...

« Peut-on dire que, dans ce phénomène, il y a vraiment paralysie, puisqu'il ne dure qu'autant que le veut le magnétiseur? Peut-on croire que, dans cette apparence de paralysie, il y a lésion des organes comme dans les paralysies ordinaires? Cela n'est guère probable. On doit plutôt penser qu'il existe *une influence étrangère* sur l'âme qui l'empêche de percevoir les sensations (p. 30). »

La vue à distance est un phénomène trop important pour échapper aux investigations de l'auteur. « Voici un exemple de lucidité magnétique le plus extraordinaire que l'on cite, et sur lequel *s'égaie* M. Bouillaud dans un article sur le Magnétisme animal. » Suit l'histoire de mademoiselle C. Le F., rapportée dans la Thèse de M. Fillassier. Cette personne étant en somnambulisme, à Paris, dans le salon de M. Chapelain, voyait, à Arcis-sur-Aube, sa mère; décrivait son occupation dans le moment, son attitude, *ses pensées intimes*; précisait, en entrant dans les plus petits détails, le moindre changement que sa mère y apportait. M. l'abbé ne dément pas ce phénomène prouvé par tous les moyens imaginables; il se contente d'ajouter : « Nous ne ferons d'autres réflexions sur ce fait, sinon que la personne *dort, rêve,* dit ce qui se passe habituellement chez sa mère, et, qu'à son réveil, elle ne se souvient absolument de rien (p. 34-36). »

L'un des points les plus essentiels était le chapitre de la *prévision,* notre digne acolyte rapporte, d'après M. Foissac, l'histoire de cette somnambule qui prédit sa maladie, sa durée, le jour et l'*heure de sa mort,* à M. Georget, puis il fait observer « que cela se passe dans le sommeil somnambulique; que cette prévision a pour objet la personne même dans le cercle *de ses habitudes*, conforme à son état maladif, et, qu'à son réveil, elle ne se souvient de rien (p. 40 et 41). » Il nous semble que cette explication ingénieuse doit complètement satisfaire les esprits les plus exigeants.

M. l'abbé voulant enfin montrer le peu de valeur *curative* du Magnétisme, dit « que l'idiotisme complet dans lequel tombait mademoiselle Cœline (somnambule de M. Foissac); pouvait bien provenir d'une saignée de quatre livres de sang qu'elle se fit tirer pour se guérir des premiers symptômes d'une fièvre cérébrale, et de toutes les fatigues qui devaient résulter nécessairement des expériences si fréquentes auxquelles on la soumettait; d'ailleurs toutes les doses de Magnétisme qu'on lui administrait n'ont pas pu la délivrer de ses attaques de nerfs; nous la voyons prendre alternativement des pilules de sulfate de quinine, d'acétate de morphine dont elle a failli être *empoisonnée* (p. 149) » (1).

Plusieurs personnes pensent que les somnambules ne peuvent prescrire d'autres remèdes que ceux qui leur sont connus dans l'état de veille. Cette opinion était trop favorable aux desseins de notre cher frère pour qu'il ne l'adoptât pas avec empressement. Elle lui fournit le trait le plus piquant que nous ayons jamais rencontré.

« Il paraît que mademoiselle Cœline, *par ses*

---

(1) Si l'on consulte la Notice de mademoiselle Cœline dans l'ouvrage de M. Foissac et Comp^e^., on trouvera, 1° que l'idiotisme venait de l'*ennui*, de l'*isolement* et du *chagrin* (elle s'en guérit très rapidement, *voy.* p. 442); 2° la fièvre cérébrale avait eu lieu l'année précédente, et, grâces à la saignée, mademoiselle Cœline s'était parfaitement rétablie (p. 441); 3° les expériences et les fatigues de la somnambule sont de l'invention de M. l'abbé, car il n'en est pas question dans le Rapport; 4° le Magnétisme a toujours suffi pour guérir mademoiselle Cœline de ses atta-

maladies et ses fréquents rapports *avec les médecins*, avait acquis assez de science pharmacologique. On peut en juger par la prescription suivante..... Mademoiselle Cœline, interrogée (en somnambulisme) sur la maladie de madame N***, conseilla l'usage d'une tisane de bourrache et de chiendent nitrée, de cinq onces de suc de pariétaire, pris chaque matin, et de très peu de *mercure* pris dans du lait; elle ajouta que le lait d'une chèvre *que l'on frotterait d'onguent mercuriel*, une demi-heure avant de la traire, conviendrait mieux, etc. » S'il était possible de rencontrer une insinuation aussi charitable chez un laïque, il faudrait appeler sur sa tête tout ce que les peuples civilisés conservent pour de semblables motifs. Mais ici le cas est tout différent; c'est un ministre de Jésus-Christ qui parle, donc on doit approuver et se soumettre en faveur *de la direction d'intention.*

Il ne nous reste plus qu'à examiner la valeur *morale* de *l'hypothèse.*

---

ques de nerfs, quoiqu'il fut impuissant sur les causes extérieures et étrangères qui les produisaient; 5° enfin l'*empoisonnement* que la malade avait prévu une vingtaine de jours à l'avance, ne faillit avoir lieu que par l'erreur bien involontaire de sa mère, qui versa une douzaine de pilules d'acétate de morphine dans une tasse de lait, au lieu d'une seule de sulfate de quinine (p. 452). On voit que MM. de Montègre, A. Dupau et Dubois (d'Amiens) réunis, n'ont pas fait mieux.

« La bonté d'un agent moral, selon M. l'abbé, dépend de son efficacité à faire connaître la vérité, à porter au bien, à détourner du mal (p. 154). » Or, la guérison des maladies, la production du somnambulisme, les facultés de clairvoyance, la lucidité, la prévision n'ayant aucune espèce de rapports avec le bien, c'est donc à bon droit que notre savant auxiliaire s'écrie : *Quelle science* ! et encore *elle s'évanouit au réveil* !... (p. 156). Mais « si l'on examine l'influence du Magnétisme sur le sentiment, on trouvera qu'il inspire au magnétisé un grand attachement par son magnétiseur, une parfaite soumission à tous ses ordres et une dépendance si grande que M. Rostan et M. Fillassier, *magnétiseur renommé*, la comparent à celle d'un chien pour son maître. A ce sentiment, on peut joindre celui de la reconnaissance, toujours envers le magnétiseur, celui *de la volupté* et du plaisir sensible (p. 157) (1). » « On peut donc conclure que le Magnétisme, loin d'être un principe de perfectionnement, est une cause d'illusions et de désordres ; il ne communique aucune vraie connaissance ; les perceptions d'ailleurs dont il est l'occasion s'évanouissent au réveil, et, au lieu d'inspirer des vertus, il (*l'hypothèse*) fait naître des vices (p. 158).

---

(1) C'est la première fois qu'on attribue de semblables résultats à la *contrainte*, à l'*appréhension*, à la *contention cérébrale*, à l'*immobilité*, au *serrement de cœur*, à l'*amour-propre*, etc. (*Note de l'Editeur.*)

RÉSUMÉ FINAL DE L'EXAMEN.

« Nous voyons, dans les magnétiseurs, les abus dans lesquels on peut tomber, lorsqu'on n'est pas *éclairé* par la foi; nous voyons, dans les phénomènes magnétiques, l'ancien artifice du démon *pour détourner les hommes du culte du vrai Dieu*... Enfin, nous apprécions par là même, la nécessité, où sont les dépositaires de la *science divine* et de l'autorité de Jésus-Christ, d'instruire assidûment les peuples dont ils sont chargés, afin de dissiper l'*erreur* et de les préserver de la *vaine science des hommes*(1). Et de même que la verge d'Aaron, changée en serpent, dévora les verges des magiciens, changées aussi en serpens; de même que, dans le passé, la

(1) Les inondations du Pô qui ont ravagé tout récemment une partie du territoire de Modène, fournissent à Monseigneur l'Evêque de cette ville l'occasion de montrer à l'univers chrétien toute la supériorité de la *science divine* sur *la vaine science des hommes*; ceux-ci, bonnes gens, attribuent assez volontiers les inondations à des crues d'eau trop subites, à des pluies excessives, à l'exhaussement du lit du fleuve, au défaut de chaussées, de canaux de dégagement, etc. Quel aveuglement! quelle erreur! et surtout quelle impiété!... Lisez l'homélie de Monseigneur, insérée dans *la Voce della Verita*, du 21 novembre dernier,

vérité de Moïse dévora les mensonges des Egyptiens (dont la Bible vante la haute sagesse), et que, dans l'avenir, la vérité de Jésus-Christ détruira l'erreur de l'ante-Christ; de même aussi, dans le temps présent, la vérité de la doctrine catholique dissipera *les songes* du Magnétisme animal (p. 168). »

AINSI SOIT-IL !

---

et vous saurez que « le châtiment de Dieu contre l'Italie, » a été provoqué par la diffusion impunie de doctrines » iniques, et d'une quantité innombrable d'écrits pernicieux de toute espèce, et par l'introduction et la propagation de l'école *satanique* de la Seine, du *rationalisme* » du Nord ; et des *délires de la phrénologie*, tous principes » qui, s'ils ne sont pas réprimés, produisent le matérialisme dans la religion, et le trouble dans l'ordre social » et moral. »

Ce qui prouve *clairement* qu'il suffit de pendre les imprimeurs, les philosophes, les phrénologistes et les magnétiseurs, pour changer la terre en véritable paradis.

(*Note de l'Editeur*).

LETTRE

DU CONSEIL DE LA TRÈS SAINTE CONGREGATION DE L'INDEX A SON SERVITEUR, F. DUBOIS D'AMIENS.

Du Foyer des vraies Lumières, 1837.

Très cher fils,

D'après le Rapport qui nous a été fait sur votre conduite récente dans l'affaire dite du Magnétisme animal, nous vous adressons ce bref en témoignage de notre satisfaction.

Nous nous plaisons à reconnaître que depuis THOURET, MONTÈGRE, BERTRAND, A. DUPAU et la tourbe menue, il ne s'était pas encore rencontré d'individu qui réunît comme vous les qualités nécessaires pour étouffer une vérité fâcheuse et nous débarrasser de ses propagateurs.

En conséquence, voulant prouver à tous l'avantage qu'il y a à se dévouer corps et âme à notre immortelle Compagnie, nous avons résolu, décrété et ordonné ce qui suit :

1° Il vous est accordé sur-le-champ toute la

somme d'indulgences dont vous avez besoin, soit du côté matériel, soit du côté spirituel. Ne vous effrayez pas de la quantité, ceci nous regarde exclusivement ;

2° Dans les cas, infiniment présumables, où, distrait par les combinaisons, les recherches et les discussions auxquelles votre beau travail a donné lieu, vous auriez commis, auprès de vos malades, quelques-unes de ces erreurs, appelées *inévitables*, il suffira que vous nous fassiez connaître les noms et adresses des défunts (lisiblement écrit) pour qu'on les expédie de suite en paradis ;

3° Comme la crainte (fort légitime assurément) d'être confondu avec *un* certain Dubois, chirurgien de Napoléon, et professeur à la Faculté, etc., vous oblige de joindre à votre nom celui de la ville où vous êtes né, ce qui donne lieu par fois à une équivoque désagréable (1), nous vous autorisons à changer de patron, et à passer sous les bannières de notre saint fondateur. Signant donc IGNACE DUBOIS désormais, vous ne serez plus exposé aux influences de SAINT FRÉDÉRIC, assez mal noté d'ailleurs et peu connu, ou bien encore à être pris pour ANTOINE Dubois ou PAUL

(1) Les vertus de l'apostrophe ne sont pas à la portée de tous les esprits ; le Conseil fait allusion aux personnes qui, abusées par le son ou par leur ignorance des règles de l'orthographe, écrivent *Dubois Damien* au lieu de (d'Amiens). (*Note de l'Editeur*.)

Dubois, son fils, *sorte de gens* avec qui vous n'aurez certainement jamais rien de commun;

4° Si, par hasard, l'un de ces magnétiseurs que vous avez fustigés d'une manière si vigoureuse, venait à prendre la chose au sérieux, se fâcher, vous rendre la pareille, et qu'il vous en arrivât malheur, nous vous promettons le secours de nos prières et la première place vacante de martyr.

5° Quant à celui ou à ceux qui vous auraient procuré un peu trop tôt les douceurs ineffables de la vie spirituelle, ils seront recommandés de telle sorte à nos amis du purgatoire que le moins qui puisse leur arriver c'est de rissoler éternellement dans l'huile bouillante, ou bien d'être brûlés à petit feu avec les exemplaires de votre Rapport, dont il leur *serait* fait lecture pendant ce temps-là.

Ce dernier genre de supplice étant fort audessus de tout ce qu'on a imaginé jusqu'ici en fait de pénalité infernale, nous pensons que vous en serez également satisfait et reconnaissant.

Sur ce, très cher fils, portez-vous bien, vivez en joie, et narguez, non pas les cafards, le ciel vous en préserve! mais bien tous les magnétiseurs présents, passés et à venir.

Le président du Conseil,

IGNACE FA BÈNE.

P.-S. Le courrier de ce jour porte à M. l'abbé Frère la nouvelle de sa nomination à la place de Censeur-Général du Magnétisme pour la province de France. C'est la juste récompense de tout ce qu'il a montré de lumières, de conviction et de profondeur de jugement dans l'*Examen du Magnétisme animal.*

Nous vous chargeons de notifier cette ordonnance à tous les frères et amis, et surtout de veiller à ce que rien n'entrave son exécution.

N.-B. Il serait possible que l'un de ces jours vous entendissiez parler d'une petite fille de Montpellier (mademoiselle Pigeaire) qui lit, dit-on, les yeux couverts d'un triple bandeau. Vous sentez que nous ne pouvons tolérer de semblables infractions aux lois de la nature, et qu'il est urgent de sévir sans pitié, pour peu que l'occasion se présente.

AVIS DU TRADUCTEUR.

Le prix de 3,000 francs, proposé par M. Burdin, le 5 septembre 1837, à l'Académie de Médecine, en faveur du premier somnambule qui lirait sans le secours de la lumière, des yeux et du toucher, donna lieu à la nomination de la Commission Double, chargée de diriger et de juger les expériences. Mais, comme M. Dubois (d'Amiens) venait de mettre en question l'existence même des magnétiseurs, on pouvait croire que M. Burdin conserverait tous les honneurs de sa générosité peu commune, sans courir le moindre risque pour son argent. Cependant l'arrivée de M. Pigeaire à Paris, le succès de ses expériences particulières avec sa fille, le témoignage des médecins qui y avaient assisté, les procès-verbaux imprudents de M. Bousquet, tout se réunit pour montrer à M. le Censeur-Général et à ses dignes soutiens, MM. Double, Dubois et Comp^{e}., combien il importait de serrer les rangs et d'*en finir* avec le Magnétisme. Si nos lecteurs sont curieux de voir comment la Commission est parvenue à ses fins et comment le somnambulisme a été *enterré* sans avoir comparu devant ses juges, nous pourrons leur communiquer une *Correspondance inédite* qui renferme tous les détails qu'on peut désirer à ce sujet.

CH. B., D.-M. P.

FIN.

TABLE ANALYTIQUE

DES MATIÈRES.

1825. — M. Rostan rédige l'article *Magnétisme* du *Dictionnaire de Médecine*, en 18 vol., p. 53. — M. Foissac adresse à l'Académie de Médecine un *Mémoire sur le Magnétisme*, et lui propose de soumettre cette découverte à un nouvel examen, p. 55. — Opinion de M. Renauldin à ce sujet, p. 56. — L'Académie nomme une Commission pour examiner la proposition, *id.* — Les commissaires, MM. Adelon, Burdin, Pariset, Marc et Husson, accueillent la proposition, *id.* — Discussions à ce sujet, p. 57. — MM. Desgenettes, Bally, Double, Laënnec, Rochoux, Nacquard, Récamier et Gasc parlent contre, p. 57-59. — Expédient de M. Récamier pour faire rejeter le Magnétisme, 59. — MM. Orfila, Chardel, Marc, Itard, Georget, Guersent, Lherminier votent pour, p. 60. — Arguments de Georget, *id.*

1826. — L'Académie de Médecine nomme une Commission pour examiner le Magnétisme, p. 62. — Conduite de M. Magendie, secrétaire de la Commission, *id.* — Il assure à ses confrères qu'il est *inutile* de dresser le procès-verbal des expériences, *id.* — Il cesse d'assister aux séances de Magnétisme, p. 63. — La Commission charge M. Foissac de faire des expériences sur les épileptiques de la Salpétrière, *id.* — M. Magendie trouve moyen de l'en empêcher en exigeant l'autorisation du Conseil-Général des Hospices qui la refuse constamment dans toutes les occasions, p. 65. — M. Fouquier permet à M. Foissac de magnétiser plusieurs malades à la Charité, p. 66. — Paul Villagrand, paralytique *incurable*, devient somnambule, *id.* — Il marche sans béquilles devant tout l'hôpital, *id.* — Il prédit sa guérison pour la fin de l'année, *id.* — Le Conseil-Général des Hospices refuse la permission de continuer ce traitement, *id.* —

1831. — La Commission du Magnétisme fait son rapport par l'organe de M. Husson ; elle reconnaît la *réalité* et l'*utilité* du Magnétisme et de tous ses phénomènes, p. 88. — M. Boisseau demande une seconde lecture du Rapport, *id.* — M. Castel s'oppose à l'impression, p. 89. — M. Roux propose de le faire autographier, *id.* — *On* convient de ne donner aucune suite à ce Rapport, et de détourner l'attention publique de cet objet, p. 90. — Résurrection de la fille Samson de l'Hôtel-Dieu, tuée en pleine Académie par M. Récamier, *id.*

1832. — Thèse sur le Magnétisme, par M. Fillassier, p. 92. Succès extraordinaire de l'auteur, *id.*

On charge M. Dubois (d'Amiens) de l'examen critique du Rapport de M. Husson, 93. — Manière dont il s'en acquitte, *id.*

M. Foissac réunit les pièces justificatives de ses relations avec l'Académie de Médecine, et les publie sous le titre de ***Rapports et Discussions de l'Académie royale de Médecine sur le Magnétisme animal***, p. 98. — Sa reconnaissance envers M. Mialle, p. 99.

1834. — M. Bouillaud rédige l'article ***Magnétisme***, pour le ***Dictionnaire de Médecine et de Chirurgie pratiques***, p. 100. — Analyse de cet article, *id.*

1835. — Thèses nouvelles sur le Magnétisme, par MM. Hamard, Berna et Lebrument, médecins, p. 104.

1836. — M. Hamard veut répéter l'expérience de l'insensibilité pendant une opération chirurgicale (l'extraction d'une dent molaire cariée), p. 105. — Le succès est incomplet ; mais l'expérience offre des phénomènes assez remarquables pour que M. Oudet en fasse part au public dans les journaux, p. 106.

ERRATUM (FAUTE ESSENTIELLE A CORRIGER).

Pag. 62, lig. 2, NOS auxiliaires, *lisez* LEURS auxiliaires,...

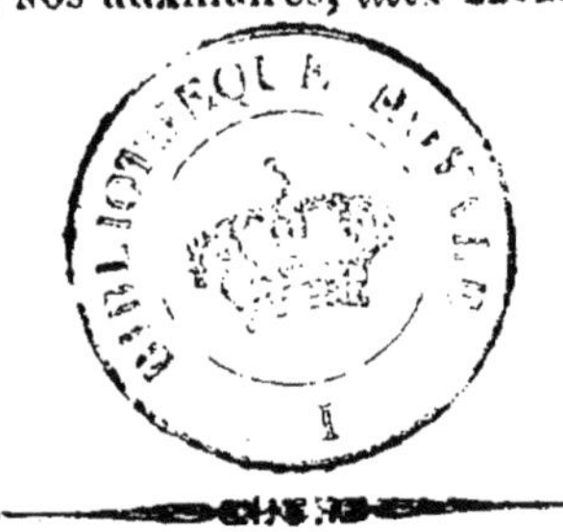

www.ingramcontent.com/pod-product-compliance
Ingram Content Group UK Ltd.
Pitfield, Milton Keynes, MK11 3LW, UK
UKHW020144220726
13923UKWH00001B/370